Gerhard Leibold · Pollenallergie, Heuschnupfen, Asthma & Co.

Gerhard Leibold

Pollenallergie, Heuschnupfen, Asthma & Co.

Ganzheitlich wirksamer Schutz des Immunsystems

Jopp
Oesch

3., neugestaltete und aktualisierte Auflage 2005

Die Ratschläge in diesem Band sind von Autor und Verlag sorgfältig erwogen und geprüft; dennoch kann eine Garantie nicht übernommen werden.
Eine Haftung des Autors bzw. des Verlags und seiner Beauftragten für Personen-, Sach- und Vermögensschäden ist ausgeschlossen.

Umschlagbild: © by B.S.I.P.-Incolor, Zürich
Druck- und Bindung: Legoprint S.p.A., Lavis (TN)
Printed in Italy

ISBN 3-0350-5068-6

Gern senden wir Ihnen unser Verlagsverzeichnis:
Oesch Verlag, Jungholzstraße 28, CH-8050 Zürich
E-Mail: info@oeschverlag.ch
Telefax 0041/44 305 70 66 (CH: 044 305 70 66)

Unser Buchprogramm finden Sie im Internet unter:
www.oeschverlag.ch
www.joppverlag.ch

Inhaltsverzeichnis

Vorwort

Wenn eine Krankheit häufiger als früher aufzutreten scheint, erklärt sich das heute oft nur aus den verbesserten diagnostischen Möglichkeiten. Für allergische Erkrankungen gilt dies aber nicht, sie nehmen seit einiger Zeit tatsächlich deutlich zu. So leiden zum Beispiel bereits 15 % aller Schüler der Sekundarstufen 1 und 2 an Heuschnupfen. Auch die anderen Krankheiten des allergischen Formenkreises kommen offensichtlich immer häufiger vor. In Deutschland betreffen sie mittlerweile schon jeden 3. (mit weiter steigender Tendenz), in den anderen westlichen Industrienationen herrschen ähnliche Verhältnisse. Rechnet man die Zunahme der allergischen Krankheiten in den letzten Jahren hoch, erscheint der Tag nicht mehr fern, an dem wir alle zu Allergikern geworden sind.

Die Ursachen dieser Entwicklung lassen sich noch nicht zufriedenstellend erklären. Viele Fachleute gehen davon aus, daß an erster Stelle die wachsende Belastung der Umwelt mit zahlreichen Schadstoffen steht. Sie können das Immunsystem dauernd so überreizen, daß es auch auf unbedenkliche natürliche Einflüsse überschießend reagiert.

Diese Erklärung erscheint zwar einleuchtend, läßt sich indes nicht mit einer erstaunlichen anderen Beobachtung vereinbaren: In der ehemaligen DDR kommen trotz wesentlich stärkerer Umweltbelastung (noch) weniger allergische Erkrankungen als im westlichen Teil Deutschlands vor. Das erklärt man aus den besseren hygienischen Bedingungen im Westen, die das Immunsystem »langweilen«. Da es nicht mehr ausreichend gefordert wird, könnte es auch auf ungefährliche Einflüsse mit nutzlosen Immunantworten reagieren. Diese sind unangemessen und erzeugen die Symptome allergischer Krankheiten.

Darüber hinaus beobachtet man heute vermehrt mögliche seelische Komponenten allergischer Krankheiten. Nach den bisherigen Erkenntnissen scheint es, daß Streß und ähnliche seelisch-nervöse Belastungen maßgeblich mit an der Entstehung von Allergien beteiligt sind. Das Immunsystem steht in enger Wechselbeziehung mit seelisch-nervösen Vorgängen; sie können die Abwehrfunktionen schwächen, aber auch chronisch überreizen und damit vielleicht die Grundlagen allergischer Reaktionen schaffen. Möglicherweise stehen seelisch-nervöse Faktoren sogar immer am Anfang einer Allergie, die anderen Ursachen können unter Umständen erst auf dieser Grundlage zu überschießenden Reaktionen des Immunsystems führen.

Alle diese Fragen lassen sich vorläufig nur diskutieren, aber noch nicht zufriedenstellend beantworten. Deshalb fällt es auch schwer, die allergischen Krankheiten gezielt zu behandeln. Die Schulmedizin unterdrückt zwar durch starke Arzneimittel massiv die Symptomatik, aber das bedeutet auf längere Sicht natürlich keine ursächliche Therapie. Diese besteht in erster Linie aus Naturheilverfahren, die das Immunsystem wieder normalisieren. Ergänzt werden sie im Sinne des Ganzheitsprinzips durch seelische Heilverfahren, die der psychosomatischen Komponente der Krankheiten gerecht werden.

Eine solche umfassende Behandlung hilft naturgemäß nicht so rasch und deutlich wie die chemischen Medikamente, aber sie beseitigt allmählich auch die Ursachen. So kann die allergische Erkrankung schließlich geheilt werden.

Bei naturmedizinischer Ganzheitstherapie bleibt der Patient nie bloßes »Objekt« der Medizin, sondern wird aktiv in die Behandlung einbezogen. Ohne seine Mithilfe können die Heilverfahren nicht optimal wirken. Praktische Anleitungen zu dieser ergänzenden Selbsthilfe enthält dieses Buch. Natürlich macht das den Therapeuten nicht überflüssig, aber mit Hilfe der Informationen wird der Allergiker zu seinem Partner, der sich aus Einsicht richtig verhält. Die Chancen auf baldige Heilung verbessern sich dadurch deutlich.

Allergien auf dem Vormarsch

Allergien werden manchmal leichthin als Modekrankheiten unserer Zeit abgetan. Es gehört fast schon zum »guten Ton«, heute an irgendeiner allergischen Krankheit zu leiden. Sicher spielen dabei auch psychische Faktoren eine Rolle, die wiederum mit dem Zeitgeist in Beziehung stehen. Aber es wäre grob ungerecht, nun alle Allergiker als »eingebildete Kranke« zu diskreditieren.

Allergien werden manchmal als Modekrankheiten abgetan

Tatsächlich stellen die Allergien kein Phänomen unserer Zeit dar, sondern wurden bereits in der Antike beobachtet. Insbesondere Asthma scheint auch damals schon häufig vorgekommen zu sein, denn dazu liegen besonders viele Berichte vor. Der berühmte antike Arzt *Hippokrates* (460–370 v. Chr.) erkannte sogar, daß Asthma durch Überempfindlichkeit gegen verschiedene Stoffe entsteht, und beschrieb unter anderem eine Allergie gegen Käse.

Hippokrates

Die moderne Allergieforschung beginnt im 18. Jahrhundert vor allem in England. Hier prägte man auch die Bezeichnung »hayfever« (Heufieber) für den Heuschnupfen und erkannte, daß er durch Pollen provoziert wird. Sogar die ersten Allergietests waren im 19. Jahrhundert bereits gebräuchlich.

Hayfever

Die griechische Krankheitsbezeichnung *Allergie* (allos = anderer, ergon = Reaktion) führte der Wiener Kinderarzt *Clemens Freiherr von Pirquet* (1874–1929) um 1906 ein. Später wollten amerikanische Forscher die erblich bedingten allergischen Krankheiten unter dem Oberbegriff *Atopie* (griechisch: atopia = das

Clemens von Pirquet

Atopie

Ungewöhnliche) zusammenfassen, aber diese Bezeichnung konnte sich gegen das allgemein gebräuchliche Wort Allergie nicht durchsetzen.

Verbreitung allergischer Krankheiten

Allergien nehmen deutlich zu

Eine zuverlässige Statistik zur Verbreitung allergischer Erkrankungen steht heute noch nicht zur Verfügung. Größtenteils muß man sich auf Schätzungen und Hochrechnungen verlassen. Aber auch diese ungenauen Angaben belegen schon hinreichend, daß Allergien deutlich zunehmen. Selbst wenn man berücksichtigt, daß früher manche allergische Reaktion nicht erkannt wurde und heute manche unklaren Beschwerden voreilig aus Allergien erklärt werden, besteht doch kein ernsthafter Zweifel daran, daß wir auf dem besten Weg sind, alle Allergiker zu werden.

Besonders auffallend ist die Zunahme des Heuschnupfens

Besonders auffällig ist dabei die Zunahme des Heuschnupfens, der bereits etwa jeden 6. Schüler der Sekundarstufen 1 und 2 betrifft. Insgesamt muß bei uns bereits von etwa 30 % Allergikern ausgegangen werden – und die Tendenz weist nach wie vor nach oben. Voraussichtlich wird die Zahl der sicher erkannten Allergiker noch deutlich zunehmen. Das läßt sich vor allem wegen der relativ hohen Dunkelziffer nicht erkannter allergischer Erkrankungen noch nicht genau abschätzen.

Die allergischen Krankheiten sind auf dem besten Weg, zu einer der großen Volkskrankheiten an der Schwelle zum 3. Jahrtausend zu werden. Das erscheint besonders besorgniserregend, weil die Therapie oft nur unzulänglich hilft und viele Betroffene zur dauernden Krankheit verurteilt sind. Die damit verbundene Einbuße an Lebensqualität läßt sich überhaupt nicht in Zahlen erfassen. Auch der volkswirtschaftliche Schaden durch die ausfallenden Arbeitstage erscheint enorm.

Mit dem Anstieg der allergischen Krankheiten verändert sich allmählich auch der Krankheitsverlauf deutlich. Früher begannen anlagebedingte Allergien häufig schon im Kindes- oder Jugendalter und verschwanden oft mit der Pubertät wieder. Heute erkranken immer mehr Menschen im Erwachsenenalter erstmals daran. Das deutet darauf hin, daß die ungünstigen Erbanlagen keine so wichtige Rolle mehr spielen. An ihre Stelle treten vermutlich die ungünstigen Einflüsse der Umwelt, die das Immunsystem reizen oder so »langweilen«, daß es zu überschießenden Reaktionen neigt.

Der Krankheitsverlauf ändert sich deutlich

Immer mehr Erwachsene erkranken erstmals an Allergien

Besonders besorgniserregend erscheint dabei, daß knapp 60 % der vom Heuschnupfen betroffenen Patienten den allergischen Ursprung ihrer Erkrankung nicht erkennen. Deshalb versuchen sie oft lange Zeit mit untauglichen Mitteln, die Symptome zu lindern. Dabei vergeht viel Zeit, und das Risiko von Komplikationen (vor allem Bronchialasthma) nimmt deutlich zu. Dieses Buch will nicht zuletzt dazu beitragen, das Informationsdefizit zu beseitigen, damit allergische Reaktionen frühzeitig einer gezielten Therapie zugeführt werden.

Etwa 60 % der Heuschnupfenkranken kennen nicht den allergischen Ursprung

Das lebenswichtige Immunsystem

Allergische Krankheiten kann man vereinfachend als unangemessene Reaktionen des Immunsystems bezeichnen. Es beurteilt Stoffe *(Allergene),* die Nicht-Allergiker problemlos vertragen, als Gefahr und wehrt sie in gleicher Weise wie zum Beispiel Krankheitserreger ab. Diese untaugliche Reaktion verursacht dann die allergischen Symptome, wird also selbst zur Krankheitsursache.

Allergene

Aufbau des Immunsystems

Bestandteile des Immunsystems

Es führte zu weit, im Rahmen dieses Buchs das Immunsystem ausführlich darzustellen. Hauptsächlich besteht es aus lymphatischem System, Hormondrüsen, Haut, Blut, Kreislaufregulation, vegetativem Nervensystem und Zellen, indirekt trägt auch das Seelenleben zu den Abwehrleistungen bei. Alle diese Organsysteme und Körperfunktionen wirken ständig eng zusammen, um den Organismus vor Schäden zu schützen und Krankheiten möglichst rasch aus eigener Kraft zu heilen.

Zum besseren Verständnis der Vorgänge bei Allergien sollen nun die wichtigsten Abwehrsysteme und -funktionen kurz vorgestellt werden:

Lymphatisches System

Zentrale lymphatische Organe

T-Lymphozyten

B-Lymphozyten

35 Mrd. Lymphozyten täglich

Periphere lymphatische Organe

Lymphknoten

- Das *lymphatische System* spielt bei den Immunfunktionen die Hauptrolle. Es besteht aus zentralen und peripheren lymphatischen Organen. Als zentrale (primäre) lymphatische Organe bezeichnet man die hinter dem Brustbein gelegene Thymusdrüse und die bisher beim Menschen erst theoretisch vermutete, aber noch nicht sicher nachgewiesene Bursa Fabricii. In der Thymusdrüse reifen Lymphzellen zu Abwehrzellen *(T-Lymphozyten)* heran, auf die wir bei den Abwehrstoffen noch zu sprechen kommen. In den der Bursa Fabricii entsprechenden Äquivalenten reift eine andere Art der Lymphzellen zu Vorläufern der Antikörperbildenden *B-Lymphozyten.* Insgesamt produziert das lymphatische System bei Gesunden täglich etwa 35 Milliarden Lymphozyten; bei Krankheiten erhöht sich diese Zahl auf bis zu 560 Milliarden Abwehrzellen am Tag.
  Darüber hinaus entfernt das Lymphsystem über seine Gefäße mit der Lymphe Schlacken und Krankheitsstoffe aus den Geweben und führt den Zellen Aufbaustoffe zu.
  Die peripheren (sekundären) lymphatischen Organe befinden sich zum Teil als *Lymphknoten* im System der Lymphbahnen. Diese Knoten enthalten

ruhende Abwehrzellen, welche die Lymphe reinigen und ihr Lymphozyten zufügen, die dann ins Blut gelangen. Ferner gibt es die Lymphknötchen vor allem in unteren Dünndarm und Dickdarm, in deren Netzwerk Abwehrzellen sitzen (möglicherweise bilden sie die noch unbekannten Äquivalente der Bursa Fabricii beim Menschen). Die Funktionsfähigkeit dieser Lymphknötchen hängt mit von den nützlichen Bakterien ab, die als Darmflora* den Darm besiedeln.

Mandeln und Milz

Schließlich zählt man auch noch die *Mandeln* und *Milz* zu den sekundären lymphatischen Organen. Die Mandeln im Gaumen, oben am Rachendach und am Zungengrund sind ähnlich wie die Lymphknötchen aufgebaut und tragen mit zu den Immunfunktionen bei. Auch die Milz enthält Lymphknötchen mit Abwehrzellen; hier »lernen« die Abwehrstoffe außerdem, zwischen körpereigenem und abzuwehrendem schädlichem Eiweiß zu unterscheiden.

Hormondrüsen

Nebennieren

- Von den *Hormondrüsen* sind für die Abwehrfunktionen neben der bereits genannten Thymusdrüse vor allem noch die *Nebennieren* von Bedeutung, insbesondere ihre Hormone Adrenalin und Kortikosteroide. Sie übermitteln auf biochemischem Weg die Befehle an das Immunsystem, die dessen Abwehrfunktionen steuern. Übergeordnet ist diesen Hormondrüsen die Hirnanhangdrüse, die gemeinsam mit dem vegetativen Nervensystem alle Drüsen beeinflußt und den jeweiligen Bedürfnissen anpaßt.

Vegetatives Nervensystem

- Das *vegetative Nervensystem* steuert gemeinsam mit der Hirnanhangdrüse die Hormonausschüttung der Drüsen, reguliert außerdem die Körpertemperatur und Stoffwechselfunktionen, um zur Abwehr das grundsätzlich nützliche Fieber zu erzeugen. Bei Gefahren setzt das vegetative Nervensystem auto-

* Zur weiteren Information verweisen wir auf das Buch *Nie mehr verstopft* von Gerhard Leibold, erschienen im Jopp/Oesch Verlag, Zürich, ISBN 3-0350-5047-3.

matisch alle notwendigen Abwehrreaktionen in Gang und steuert ihren weiteren Ablauf.

Blut und Kreislaufregulation

- *Blut* und *Kreislaufregulation* tragen einmal durch den Transport von Abwehrstoffen im ganzen Körper entscheidend mit zu den Immunfunktionen bei. Ferner gerinnt das Blut bei Verletzungen, um übermäßige Blutverluste zu vermeiden und die Wunde vorläufig zu verschließen, bis sie durch neues Gewebe vernarbt. Die Kreislaufregulation erweitert bei Entzündungen die örtlichen Gefäße, damit mehr Abwehrstoffe zugeführt werden, und erhält die Körpertemperatur auf annähernd gleichem Niveau. Bei Verletzungen gleicht sie Blutverluste aus, indem sie den Blutstrom umverteilt und die Blutspeicher in Haut, Leber und Milz entleert, um einen lebensbedrohlichen Schock zu verhindern.

Haut

- Die *Haut* kann in ihrer Bedeutung für die Abwehr noch nicht zuverlässig beurteilt werden; es gibt nämlich Hinweise darauf, daß in ihr – also nicht nur in der Thymusdrüse – ein großer Teil der Abwehrzellen reift. Sicher weiß man, daß sie durch ihren Säureschutzmantel Krankheitserreger abwehrt und bis zu einem gewissen Grad das Körperinnere vor mechanischer Schädigung von außen schützt.

Zellabwehr

- Die *Zellabwehr* schließlich gibt Abwehrstoffe gegen Erreger ab, reagiert auf Fremdkörper und Erreger mit Eiterbildung, produziert bei Verletzungen neue Zellen zur Vernarbung und kann nicht zu heilende Krankheitsherde durch einen Gewebewall gegen die gesunde Umgebung abgrenzen.

Diese grob vereinfachte Beschreibung der Immunsysteme und -funktionen mag ausreichen, um einen Eindruck von den komplexen Selbstheilungs- und Abwehrregulationen zu vermitteln. Diese lebenserhaltenden Vorgänge sind bisher erst teilweise bekannt, werden inzwischen aber weltweit intensiv erforscht. Die offizielle Medizin erkannte mittlerweile nämlich auch, daß Erkrankungen ohne Mitwirkung des »inneren

Arztes« (so nennt man das Immunsystem auch treffend) nicht geheilt werden können.

Die körpereigenen Abwehrstoffe

Die Immunfunktionen können grob vereinfachend in humorale und zelluläre Abwehr unterteilt werden. An beiden Funktionen sind die bereits genannten Lymphozyten maßgeblich beteiligt. Diese körpereigenen Abwehrstoffe bilden die wichtigsten »Waffen« des Immunsystems im Kampf gegen Krankheitserreger und andere schädliche Einflüsse.

Humorale Abwehr

Für die *humorale Abwehr* (lateinisch: humor = Körperflüssigkeit) sind die B-Lymphozyten zuständig. Sie entstehen beim Menschen in den noch nicht genau identifizierten Äquivalenten der Bursa Fabricii. Unterschieden werden die folgenden Arten der B-Lymphozyten:

Plasmazellen

- *Plasmazellen,* die spezifische Abwehrzellen (Antikörper) bilden, die jeweils gegen einen bestimmten Krankheitserreger wirksam sind.

Memoryzellen

- *Memory-*(Gedächtnis-)*zellen,* die alle Informationen über einen Erreger sammeln damit beim erneuten Erregerkontakt sofort Plasmazellen zur Produktion spezifischer Antikörper zur Verfügung gestellt werden können.

Humorale Abwehr bedeutet also, daß sich in den Körperflüssigkeiten (vor allem im Blut) Antikörper gegen bestimmte Krankheitserreger befinden.

Zelluläre Abwehr

Die *zelluläre Abwehr* hängt von den T-Lymphozyten ab, die aus der Thymusdrüse stammen und sich vorwiegend in den T-Arealen der Lymphknoten und Milz befinden. Man kennt die folgenden Arten der T-Lymphozyten:

Helferzellen

- *Helferzellen,* die unentbehrlich zur Produktion der Plasmazellen (siehe B-Lymphozyten) sind.

Killerzellen

- *Killerzellen,* die körperfremdes Eiweiß vernichten,

zum Beispiel Krankheitserreger und entartete Krebszellen.

Suppressorzellen

- *Suppressorzellen,* die Immunfunktionen unterdrücken und so die Abwehrreaktionen steuern, insbesondere überschießende schädliche Reaktionen vermeiden sollen.

Die zelluläre Abwehr besteht also in der Bereitschaft der Zellen, auf schädliche Einflüsse mit Hilfe der T-Lymphozyten zu reagieren.

Interferone

Zur von Geburt an vorhandenen »Grundausstattung« des Immunsystems gehören außerdem Interferone und Properdin. Die *Interferone* werden zum Teil von den Lymphozyten gebildet, überdies in mit Viren infizierten Zellen. Ihre Aufgabe besteht darin, die Ausbreitung einer Infektion in den ersten Stunden nach der Ansteckung möglichst zu verhindern. Inzwischen werden die Interferone auch therapeutisch bei Krebskrankheiten eingesetzt, allerdings mit unterschiedlichen Erfolgen. Der Eiweißstoff *Properdin* kann selbst zwar keine Krankheitserreger angreifen, fördert aber die anderen Abwehrfunktionen.

Properdin

Immunglobuline

Ferner kennen wir als körpereigene Abwehrstoffe noch Immunglobuline. Sie werden in Zellen des Knochenmarks gebildet und enthalten alle Antikörper, die im Lauf des Lebens entstanden. Als Bestandteile der Bluteiweiße kreisen sie mit dem Blut ständig durch den Körper, außerdem kommen sie in fast allen Geweben, im Speichel, Schweiß und in der Muttermilch vor (deshalb sind gestillte Säuglinge weniger anfällig für viele Infektionskrankheiten, die mit der Muttermilch übertragenen Immunglobuline schützen sie einige Zeit vor solchen Erkrankungen). Bekannt sind bisher die folgenden Immunglobuline:

- *Immunglobulin A* (IgA) vor allem im Speichel und Bronchialschleim, dessen Antikörper gegen Infektionen im Bereich der Atemwege wirksam werden.
- *Immunglobulin D* (IgD), dessen Aufgaben noch nicht geklärt werden konnten.

- *Immunglobulin E* (IgE), das von Zellen der lymphatischen Gewebe und in den Schleimhäuten der Atem- und Verdauungswege produziert wird (das hängt mit von Erbanlagen ab); IgE kann zu allergischen Reaktionen beitragen.
- *Immunglobulin G* (IgG), das etwa 75 % aller Immunglobuline im Körper ausmacht und nochmals in die Untergruppen IgG1 bis IgG4 unterteilt wird (vor allem IgG4 spielt bei Asthma oft eine Rolle); dieses Immunglobulin wird bereits vor der Geburt über die Plazenta (Mutterkuchen) an das ungeborene Kind weitergegeben, um bis zur Geburt einen ersten Infektionsschutz aus Antikörpern der Mutter aufzubauen.
- *Immunglobulin M* (IgM), das bei verschiedenen Abwehrfunktionen mitwirkt.

Auch zur Therapie von Infektionskrankheiten

In der modernen Medizin setzt man Immunglobuline auch zur Therapie ernsterer Infektionskrankheiten ein, insbesondere bei Kindern. Die Patienten erhalten damit die *Antikörper*, die zur gezielten Abwehr bestimmter Erreger notwendig sind. Zwar kann ihr Immunsystem diese nach der Infektion auch selbst bilden, aber das dauert bei schweren Infektionskrankheiten unter Umständen zu lang.

Antikörper

Zuletzt sind noch die bereits mehrfach erwähnten Antikörper zu nennen, die im Lauf des Lebens durch die Auseinandersetzung mit Krankheitserregern entstehen. Nach der Infektion mit solchen Antigenen sorgen vor allem die B-Lymphozyten und die T-Helferzellen dafür, daß »maßgeschneiderte« Antikörper produziert werden. Sie wirken immer nur gegen ein bestimmtes Antigen (Erreger), zu dem sie so genau wie ein Schlüssel zum richtigen Schloß passen. Gegen jedes Antigen müssen deshalb spezielle Antikörper hergestellt werden.

Daneben gibt es noch einige Abwehrstoffe, die nicht so wichtig sind, im Einzelfall aber auch lebenswichtige Funktionen erfüllen. Dazu gehören die *Abwehrfer-*

Abwehrfermente und Antitoxine

mente (-enzyme) gegen fremdes Eiweiß und die *Antitoxine* gegen verschiedene Giftstoffe.

Normale Antigen-Antikörper-Reaktionen

Immunogener Reiz

Jede Reaktion des Immunsystems beginnt mit dem *immunogenen* (antigenen) *Reiz,* der die Abwehrfunktionen in Gang setzt. Zu den häufigsten Reizen gehören die zahlreichen Krankheitserreger, die von außen in eine Verletzung oder auf Haut und Schleimhäute gelangen. Ferner kann der Reiz vom Körper selbst kommen, z. B. die entarteten Krebszellen, die für das Immunsystem »fremdes Eiweiß« darstellen und deshalb angegriffen werden können (leider funktioniert das aber nicht zuverlässig).

Regulationen sollen den schädlichen Einfluß beseitigen

Auf den immunogenen Reiz reagiert die humorale und zelluläre Abwehr mit Regulationen, die den schädlichen Einfluß beseitigen sollen, ehe es zur Erkrankung kommt. Die wichtigste Maßnahme besteht häufig in der Bildung von Antikörpern gegen die schädlichen Antigene. Dafür sind die B-Lymphozyten und die T-Helferzellen zuständig. Gegen jede Antigenart wird ein spezifischer Antikörpertyp gebildet, der nur dagegen wirksam ist.

Bildung von Antikörpern

Das Blut und andere Körperflüssigkeiten verteilen die Antikörper im gesamten Organismus. Wenn sie auf ein passendes Antigen treffen, wird dieses gebunden und damit unschädlich gemacht. Diesen Vorgang bezeichnet man als *Antigen-Antikörper-Reaktion.* Im Idealfall verhindert diese Reaktion, daß die Krankheit akut zum Ausbruch kommt. Gelingt das nicht, sorgt das Immunsystem dafür, daß die Erkrankung so rasch wie möglich ausgeheilt wird.

Antigen-Antikörper-Reaktion

Nicht immer Erfolg

Die Immunreaktionen führen allerdings nicht immer zum Erfolg. Unter Umständen werden die Antigene zwar von den Antikörpern gebunden, aber nicht unschädlich gemacht, so daß es doch zur akuten Krankheit kommt.

Nicht selten treten die Immunreaktionen zu stark auf und verursachen zum Beispiel heftige Entzündungen, die zur Abwehr nicht angemessen sind. Dann werden die nützlichen Abwehrreaktionen selbst zur Ursache von Erkrankungen und müssen behandelt werden. Sinngemäß gilt das auch bei allergischen Krankheiten, wenn die Allergene mit den Antikörpern reagieren und dabei Symptome der Überreaktion (z. B. Heuschnupfen) verursachen.

Manchmal treten Immunreaktionen zu stark auf

Der 1. Antigen-Antikörper-Kontakt führt zur *Primärreaktion* des Immunsystems. Die dabei gebildeten Antikörper werden zunächst meist an Immunglobulin M gebunden, erst danach an Immunglobulin G. In dieser Verbindung bleiben die Abwehrstoffe noch lange im Körper. Wenn es erneut zum Kontakt mit den gleichen Antigenen kommt, tritt die *Sekundärreaktion* ein; dabei werden schneller und mehr Antikörper zur Verfügung gestellt, weil die Informationen dazu nach der Primärreaktion bereits vorhanden sind.

Primärreaktion

Sekundärreaktion

Meist können die Antikörper bei der Sekundärreaktion verhindern, daß die Krankheit erneut akut ausbricht. Diesen Zustand des »Gefeitseins« gegen Erreger bezeichnet man als *Immunität.* Sie kann auch durch Schutzimpfung erworben werden, die bei einigen ernsten Infektionskrankheiten (wie Wundstarrkrampf) grundsätzlich zu empfehlen ist.

Immunität

Gegen viele Krankheiten erwirbt man nach dem 1. Kontakt lebenslang Immunität, weil die Antikörper jahrzehntelang im Körper kreisen. Bei anderen Infektionskrankheiten stellt sich lediglich vorübergehend Immunität ein, da die Erreger einige ihrer Merkmale immer wieder so verändern, daß sie vom Immunsystem nicht mehr identifiziert werden; deshalb müssen bei jedem Kontakt mit den etwas veränderten Erregern neue Antikörper gebildet werden. Das gilt insbesondere bei der echten Grippe (Influenza).

Lebenslange oder vorübergehende Immunität

Gegen einige Erkrankungen kann überhaupt keine Immunität entstehen, weil sie durch zu viele Erreger verursacht wird. Das trifft beispielsweise für Erkältun-

Bei Erkältungen gibt es keine Immunität

gen zu, die durch über 200 unterschiedliche Viren erzeugt werden können. In solchen Fällen hilft auch keine Schutzimpfung, denn man kann unmöglich alle Erreger mit dem Impfstoff erfassen.

> Trotz all dieser Schwächen garantiert das Immunsystem unser Überleben in einer feindlichen Umwelt, in der wir ständig Gefahren ausgesetzt sind. Nur die verschiedenen Immunreaktionen verhindern, daß wir dauernd an Erkrankungen leiden.

Von den meisten Attacken merken wir nichts

Von den meisten Attacken bemerken wir überhaupt nichts, sie werden vom Immunsystem unmerklich zurückgewiesen. Und wenn es gelegentlich durch vorübergehende Schwächung der Immunfunktionen und/oder zu massive Infektion doch zur akuten Krankheit kommt, wird diese von den intakten Abwehr- und Selbstheilungsregulationen meist rasch überwunden.

Heilverfahren der Naturmedizin helfen dem Immunsystem

Dabei helfen dem Immunsystem vor allem die Heilverfahren der Naturmedizin, die im Gegensatz zu den chemischen Medikamenten nicht nur Symptome unterdrücken, sondern die Abwehr- und Selbstheilungsfunktionen aktivieren.

Allergien – Fehlleistungen des Immunsystems

Grundsätzlich beruhen auch allergische Reaktionen auf den natürlichen Funktionen des Immunsystems.

Unterschied zwischen Immunantwort und Allergien

Der Unterschied zwischen nützlichen Immunantworten und Allergien besteht darin, daß die Reaktionen auf Allergene nicht der sinnvollen Abwehr einer tatsächlichen Gefährdung dienen.

Allergene sind kein akutes Risiko für die Gesundheit

Anders als die Antigene (wie Erreger) stellen die Allergene nämlich kein akutes Risiko für die Gesundheit dar, sondern werden von Nicht-Allergikern ohne

Reaktion vertragen, müssen also auch nicht abgewehrt werden. (Das bedeutet freilich nicht, daß zum Beispiel chemische Umweltschadstoffe unbedenklich wären; sie können sogar zu schweren Krankheiten führen, lassen sich aber eben nicht durch die Immunreaktionen erfolgreich abwehren.) Die Allergen-Antikörper-Reaktion erweist sich somit als unangemessen und wird selbst zur Krankheitsursache.

Allerdings darf man die Allergene nicht als eigentliche Ursachen der Allergien mißverstehen, sie lösen die allergischen Reaktionen lediglich aus. Grundlagen allergischer Erkrankungen bilden immer die Fehlleistungen des Immunsystems aus anderen Ursachen. Erst sie ermöglichen, daß Allergene zu überschießenden Fehlreaktionen führen.

Grundursachen allergischer Krankheiten

Normalerweise reagiert das Immunsystem nicht mit den Allergenen

Normalerweise reagiert das Immunsystem nicht mit den Allergenen, weil sie nicht zur Vermeidung von Krankheiten abgewehrt werden müssen. Wenn es dennoch zur Allergen-Antikörper-Reaktion als Grundlage allergischer Symptome kommt, müssen andere Ursachen zugrundeliegen, die eine individuelle Überempfindlichkeit hervorrufen. Erst unter dieser Voraussetzung kann eine allergische Krankheit wie Heuschnupfen oder Asthma überhaupt entstehen.

Grundursachen für eine individuelle Überempfindlichkeit

Bisher läßt sich die Frage nach diesen Grundursachen nicht sicher beantworten. Ungünstige Erbanlagen spielen nach wie vor eine wichtige Rolle, aber ihnen kommt im Einzelfall nicht mehr die gleiche Bedeutung wie früher zu. Vor allem bei den Allergien, die nicht bereits vor der Pubertät beginnen, müssen andere Ursachen in Betracht gezogen werden. Im Vordergrund stehen dabei heute oft auch psychische Faktoren, die das Immunsystem indirekt chronisch überreizen.

Sie können nicht sicher nachgewiesen werden

Häufig gelingt es nicht, diese Grundursachen sicher nachzuweisen. Vielfach muß man sich auf Vermutungen beschränken, die durch praktische Erfahrung abgesichert werden. Das schränkt naturgemäß die gezielte Therapie ein, aber eine umfassende naturmedizinische Ganzheitstherapie erfaßt auch die unklaren Grundursachen.

Ungünstige Erbanlagen

Galt früher als Hauptursache

Die erblich bedingte Veranlagung zu allergischen Krankheiten galt früher als Hauptursache. Ein deutlicher Hinweis darauf besteht, wenn in einer Familie immer wieder Allergien auftreten, die nicht aus anderen Ursachen zu erklären sind.

Heute nur noch mit Einschränkungen

Allerdings gilt das nach heutigem Wissen nur noch mit Einschränkungen. Die familiäre Häufung allergischer Erkrankungen kann sich – unabhängig von Erbanlagen – auch daraus erklären, daß bestimmte Gewohnheiten, Verhaltensweisen und Reaktionen auf psychische Belastungen (angefangen bei der üblichen Fehlernährung bis hin zur Streßbewältigung) von jeder Generation durch Vorbild und Erziehung der Eltern neu erlernt werden. So kann der Verdacht entstehen, daß Erbanlagen zur Allergie führen, obwohl tatsächlich ungünstige Lernprozesse zugrundeliegen. Im Einzelfall gelingt es oft nicht, sicher zwischen innerfamiliären Lernprozessen und »echten« Erbanlagen zu unterscheiden.

Fest steht indes nach heutiger Erfahrung, daß bei immer mehr Allergikern keine Anhaltspunkte für eine erbliche Vorbelastung erkennbar sind. Aber selbst wenn Erbanlagen bestehen, müssen sie nicht zwangsläufig zur akuten allergischen Krankheit führen. Vererbt wird nämlich nicht die Krankheit selbst, sondern eben nur die Veranlagung dazu. Diese kann ein Leben lang latent bleiben, also keine Symptome verursachen.

Ob und welche allergische Erkrankung sich aus einer Veranlagung entwickelt, läßt sich nie sicher voraussagen. In manchen Familien treten immer die gleichen Allergien auf, in anderen begünstigt die Veranlagung ganz allgemein allergische Reaktionen. Das ergibt sich zum Teil schicksalhaft und kann dann nicht beeinflußt werden.

Keine sichere Voraussage

Oft trägt aber eine gesundheitsbewußte Lebens- und Ernährungsweise viel mit dazu bei, daß die Veranlagung nicht zum akuten Ausbruch einer allergischen Krankheit führt. Versuchen sollte man diese Vorsorge jedenfalls, es gibt aber keine Garantie für den Erfolg.

Gesundheitsbewußte Lebens- und Ernährungsweise

Störungen des lymphatischen Systems

Die zentrale Bedeutung des lymhatischen Systems für die Immunfunktionen erklärt, weshalb es maßgeblich mit über die Entwicklung allergischer Erkrankungen entscheidet. Bei gestörten Funktionen des Lymphsystems erhöht sich nach praktischer Erfahrung deutlich das Risiko, an einer Allergie zu erkranken.

Zentrale Bedeutung für die Immunfunktionen

Die lymphatische Störung erzeugt häufig eine reizbare Schwäche des Immunsystems. Diese führt dazu, daß die Abwehr- und Selbstheilungsregulationen auf Allergene überschießend reagieren können. Zu dieser lymphatischen Schwäche kommt es nicht von heute auf morgen, sie kündigt sich früh durch typische Symptome an. Dazu gehören vor allem:

Reizbare Schwäche

- Auffällige *Neigung zu Milchschorf, Hautausschlägen und Bindehautentzündungen* bereits bei Säuglingen und Kleinkindern.
- Chronische *Vergrößerung der Gaumenmandeln mit Schwellung der Halslymphknoten,* die ebenfalls schon in früher Kindheit beginnt und meist mit chirurgischer Entfernung der Mandeln endet.
- Abnorme *Anfälligkeit für Infektionskrankheiten,* insbesondere Erkältungen, die schwerer als übliche verlaufen und ungewöhnlich lang dauern, und oft

Symptome für eine lymphatische Schwäche

auch chronische Bronchialkatarrhe; dies sind unklare Warnzeichen der allgemeinen Immunschwäche.

- Auffällige *Blässe im Gesicht und Aufschwemmung der Haut* vor allem im Gesicht durch Störungen des Lymphstroms.
- *Neuro-Lymphatismus,* bei dem seelisch-nervöse Symptome im Vordergrund stehen, vor allem allgemeine Nervosität und Überempfindlichkeit; bei diesen Patienten fällt meist die trockene Haut auf.

Wenn die Anzeichen der lymphatischen Schwäche rechtzeitig behandelt werden, kann sich das Risiko einer späteren Allergie deutlich verringern, selbst wenn dazu eine vererbte Anlage besteht.

Psychische Faktoren

Auffassung der Schulmedizin über allergische Krankheiten

Allergische Krankheiten werden heute von der Schulmedizin überwiegend noch nicht als psychosomatisch verstanden. Dabei gibt es schon lange praktische Erfahrungen, die das zwingend nahelegen. So wird z. B. von Heuschnupfen-Patienten berichtet, bei denen allein schon der Anblick des Fotos einer blühenden Wiese zu heftigen allergischen Reaktionen führt.

Die Naturmedizin hingegen, die den kranken Menschen immer als Ganzheit von Körper und Seele erfaßte, tut sich nicht schwer mit der Vorstellung, daß auch seelische Faktoren bei Allergien eine individuell unterschiedlich wichtige Rolle spielen.

Wissenschaftliche Erkenntnisse

Mittlerweile liegen auch exakte wissenschaftliche Erkenntnisse vor, die eindeutig das enge Zusammenspiel von Immunsystem, Nervensystem und Seelenleben bestätigen. Unter anderem beobachteten amerikanische Forscher unter dem Elektronenmikroskop, daß Nerven unmittelbar Kontakt mit Immunzellen aufnehmen können, um ihnen Informationen zu übermitteln. Das Nervensystem bildet gleichsam die »Brücke« zwischen Körper und Seelenleben.

Neuro-Psycho-Immunologie

Leider werden diese Erkenntnisse der modernen Neuro-Psycho-Immunologie in der Praxis noch kaum beachtet, einem Teil der Mediziner sind sie bisher überhaupt nicht bekannt. Es fällt ja auch leichter, bei Allergien ein Arzneimittel zur Unterdrückung der Symptome zu verordnen, als sich eingehender mit der psychischen Situation des Patienten zu befassen.

Die Neuro-Psycho-Immunologie steckt noch in den Kinderschuhen. Vorläufig wirft sie mehr Fragen auf, als sie durch ihre Forschungen beantworten kann. Eine grundlegende Erkenntnis steht aber heute schon zweifelsfrei fest:

Feststehende Erkenntnis

> Immunsystem und Psyche stehen in enger Wechselbeziehung. Deshalb können alle negativen psychischen Belastungen direkt oder indirekt die körpereigenen Abwehr- und Selbstheilungsregulationen empfindlich beeinträchtigen. Bei allergischen Krankheiten ist zum Beispiel vorstellbar, daß psychische Faktoren zur chronischen Überreizung oder reizbaren Schwäche des Immunsystems führen, die dann typische überschießende Abwehrreaktionen erzeugt.

Gestörte Mutter-Kind-Beziehung

Eine Vielzahl individueller seelischer Faktoren kann auf dieser Grundlage mit zu allergischen Reaktionen beitragen. Seit langem bekannt ist zum Beispiel, daß bei Bronchialasthma häufig eine gestörte Mutter-Kind-Beziehung besteht. Sie wird geprägt durch die ängstliche Überbesorgtheit der Mutter mit Überbehütung, die das Kind symbolisch fast »erstickt«. Die asthmatische Atemnot kann unschwer als Reaktion darauf verstanden werden. Aber auch bei anderen Allergien erkennt man allmählich besser die psychischen Komponenten, zum Beispiel:

Allergien und ihre psychischen Komponenten

- Lernprozesse, die dazu führen, daß die Patienten die allergischen Reaktionen in bestimmten Situationen regelrecht erlernen; freilich ist ihnen dieser Lernvorgang unbewußt und kann deshalb willentlich auch nicht beeinflußt werden.

- Krankheitsgewinn aus der allergischen Krankheit, z. B. mehr Zuwendung und Rücksichtnahme der Umwelt, Vermeidung unangenehmer Verpflichtungen oder Erwartungen der anderen und Flucht aus unerträglichen Situationen; auch diese psychischen Vorgänge bleiben unbewußt, die Patienten dürfen deshalb keinesfalls als »eingebildete Kranke« diskreditiert werden.
- Angst vor Liebesentzug und/oder Trennung von den Eltern scheint bei Allergien im Kindesalter häufiger eine Rolle zu spielen; die akuten allergischen Symptome sollen dann unbewußt die Eltern veranlassen, sich mehr um das kranke Kind zu kümmern.
- Aggressivität, die nicht offen ausgelebt werden kann, sondern unterdrückt und verdrängt wird, damit ihren Einfluß jedoch nicht verliert; das könnte eine chronische Überreizung des Immunsystems mit allergischen Symptomen erklären, die in versteckter Form die Aggressivität abreagieren.
- Sexuelle Probleme, die vor allem beim Heuschnupfen eine wichtige Rolle zu spielen scheinen; die unbewußten psychischen Ursachen der sexuellen Störung reichen dann oft weit in die Kindheit zurück und stehen in erster Linie mit falscher Sexualerziehung durch die Eltern in Zusammenhang. (Die Naturmedizin kennt übrigens schon lange die Beziehungen zwischen sexueller Erregung und Reaktionen der Nasenschleimhaut und nutzt sie zum Teil, um sexuelle Probleme durch Naturheilmittel zu behandeln.)

Die Liste möglicher psychischer Allergieursachen ließe sich noch lange fortführen. Die obigen Beispiele mögen aber genügen, um zu verdeutlichen, daß es Beziehungen zwischen Allergie und Seelenleben geben kann, die bei Diagnose und Therapie zu beachten sind.

Immer individuelle Beurteilung

Dabei muß immer individuell beurteilt werden, ob und welche seelischen Allergene bestehen. Es wäre grundverkehrt, aus den einzelnen allergischen Symptomen einfach pauschal Rückschlüsse auf mögliche psychische Hintergründe zu ziehen, etwa Nesselsucht generell aus unterdrückter Aggressivität, Heuschnupfen immer aus sexuellen Problemen zu erklären. Solche Vereinfachungen sind unzulässig und werden dem Patienten als individueller Persönlichkeit nicht gerecht. Zwar können solche Zusammenhänge bestehen, aber ob das tatsächlich zutrifft, muß eben stets im konkreten Einzelfall geprüft werden.

Vereinfachungen sind unzulässig

Wahrscheinlich kann es allein aus psychischer Ursache nie zu einer allergischen Krankheit kommen. Andere der hier beschriebenen Faktoren müssen wohl hinzutreten, ehe tatsächlich eine akute Allergie entsteht. Vermutlich wirken sich die seelischen Einflüsse hauptsächlich am Ort des geringsten Widerstands aus, also an Organsystemen, die durch andere Krankheiten bereits vorgeschädigt wurden und deshalb den seelischen Störfaktoren nicht mehr genügend widerstehen können.

Überreizung durch Umweltschadstoffe

Eine wichtige Ursache der deutlichen Zunahme allergischer Krankheiten sind wahrscheinlich die Schadstoffe in unserer Umwelt, denen wir heute alle mehr oder minder stark ausgesetzt sind. Die Mehrzahl der Allergieforscher, insbesondere die öko- und naturmedizinisch orientierten, geht inzwischen jedenfalls davon aus, daß die Belastung des Immunsystems durch Umweltfaktoren die Hauptursache für den Anstieg allergischer Krankheiten darstellt.

Hauptursache für den Anstieg der allergischen Krankheiten

Diese Auffassung leuchtet ein, wenn man bedenkt, daß unser Immunsystem nicht auf die Abwehr chemischer Schadstoffe, die es früher nicht gab, eingestellt ist. Deshalb versucht es, diese durch untaugliche Reaktionen abzuwehren – und diese wirkungslosen überschießenden Abwehrregulationen machen sich dann durch allergische Symptome bemerkbar.

Umwelt-Allergene allein können keine allergische Erkrankung provozieren

Allerdings können die Umwelt-Allergene allein noch keine allergische Erkrankung provozieren. Zwar sind sie gewiß nicht gesund, aber grundsätzlich müßten sie nicht zu Reaktionen des Immunsystems führen. Dazu kommt es vermutlich erst dann, wenn die hier genannten weiteren Faktoren hinzutreten. Erst sie sorgen dafür, daß das Immunsystem abnorm und unangemessen auf die Umwelteinflüsse reagiert.

Wasch- und Reinigungsmittel

Wohngifte

Für die Belastung der Umwelt mit Schadstoffen sind übrigens nicht nur Industrie, Verkehr und Heizungen verantwortlich. Hinzu kommen die zahlreichen chemischen Stoffe, die wir heute ganz selbstverständlich im Alltag zum Beispiel als Wasch- und Reinigungsmittel verwenden. Ferner ist zu denken an die Wohngifte, die aus Baustoffen und Einrichtung ausgasen, und nicht zuletzt an synthetische Bekleidung und chemische Stoffe in den Textilien, die besonders häufig zu Hautallergien führen. Diese Substanzen können wesentlich gefährlicher als die Schadstoffe der Umwelt werden, weil man ihnen direkter, massiver und länger ausgesetzt ist.

Im privaten Bereich weitgehend auf chemische Stoffe verzichten

Gegen die Belastung der Umwelt können wir uns kaum schützen, sie ist allgegenwärtig geworden. Um so wichtiger erscheint es, wenigstens im privaten Lebensbereich weitgehend auf chemische Stoffe zu verzichten. Dadurch läßt sich das Risiko einer allergischen Krankheit schon verringern.

Übertriebene Hygiene

Beispiel DDR

Die oben beschriebene Theorie, wonach Schadstoffe der Umwelt das Immunsystem überreizen und deshalb Allergien begünstigen, weist einen Widerspruch auf, der bisher noch nicht genau erklärt werden kann. In der ehemaligen DDR wurde der Umweltschutz grob vernachlässigt, die Belastung mit Schadstoffen liegt dort deutlich höher als im westlichen Teil Deutschlands. Deshalb war zu erwarten, daß allergische

Krankheiten häufiger vorkommen. Tatsächlich registriert man dort aber (bisher) weniger Allergiekranke.

Dieses Phänomen erklärt man theoretisch vor allem daraus, daß das Immunsystem im westlichen Deutschland infolge der oft übertriebenen Hygiene zu wenig beansprucht wird. Es »langweilt« sich regelrecht, weil es nicht mehr durch natürliche Reize trainiert wird. Daher könnte es auch auf Stoffe reagieren, die keine Immunreaktionen erfordern, also auf die zahlreichen Allergene. In der früheren DDR dagegen könnte das Immunsystem wegen der lange Zeit ungünstigeren hygienischen Bedingungen noch ausreichend auf natürliche Weise beansprucht werden, weshalb es seltener unzweckmäßig mit allergischen Symptomen reagiert. Das klingt plausibel, aber es handelt sich bisher lediglich um eine Theorie, die noch nicht ausreichend bewiesen wurde.

Massiver Einsatz chemischer Produkte

Darüber hinaus darf man nicht vergessen, daß die übertriebene Hygiene im Westen mit massivem Einsatz chemischer Produkte einhergeht. Sie alle können als Allergene wirken. In der ehemaligen DDR dagegen begnügte man sich lange Zeit mit einfachen, aber besser verträglichen Mitteln. Auch diese Tatsache könnte mit begründen, daß Allergien im westlichen Deutschland rascher zunehmen. Der sichere Beweis für diese Vermutung steht aber ebenfalls noch aus.

> Vermutlich wird das Immunsystem sowohl durch zu starke als auch durch zu wenige Reize gestört. Im ersten Fall reagiert es überschießend, im anderen sucht es sich mangels Training selbst seine »Feinde«. Beide Reaktionen können allergische Krankheiten verursachen.

Lebensmittel und Zusatzstoffe

Überreaktionen auf Lebensmittel

Mit zu den häufigsten allergischen Krankheiten gehören die Überreaktionen auf Lebensmittel. Die Ursachen für ihre Zunahme sind vielschichtig und noch nicht restlos geklärt. Man geht von folgenden Hauptgründen aus:

Hauptgründe

Chemische Rückstände

- Viele Lebensmittel enthalten chemische Rückstände, teils Umweltschadstoffe, z. T. aber auch Dünge-, Spritz- und Arzneimittelreste, weil diese chemischen Produkte heute häufig (oft übermäßig) zur Erzeugung von Lebensmitteln gebraucht werden. Jeder dieser Rückstände ist ein potentielles Allergen, das bei entsprechender Überempfindlichkeit zur Krankheit führen kann.

Denaturierte Nahrungsmittel

- Die übliche Zivilisationskost enthält zu viele denaturierte Nahrungsmittel (z. B. Weißmehlprodukte) und ist nicht mehr vollwertig; sie kann das Immunsystem schwächen oder überreizen, beides begünstigt allergische Krankheiten.

Zu wenig Vitalstoffe

- In der üblichen Ernährung kommen zu wenig Vitalstoffe vor, die das Immunsystem unbedingt für seine Funktionen benötigt; dieser chronische Mangel kann ebenfalls eine reizbare Schwäche des Immunsystems mit allergischen Überreaktionen verursachen.

Übersäuerung des Körpers

- Häufig erzeugt die Fehlernährung eine allgemeine Übersäuerung des Körpers, hauptsächlich durch Verzehr von zu viel Fleischwaren und Weißmehlprodukten; eine Veränderung des normalen Säure-Basen-Haushalts kann mit für allergische Reaktionen verantwortlich sein.

Exotische Lebensmittel

- Schließlich verzehren wir heute viele exotische Lebensmittel, die aus fernen Ländern eingeführt werden; sie bereichern zwar unseren Speisezettel, sind für das Immunsystem aber »fremd« und provozieren unter Umständen überschießende allergische Reaktionen.

Zusatzstoffe

Alle diese Faktoren erscheinen schon schwerwiegend genug, werden aber noch verschlimmert durch den verbreiteten Gebrauch zahlreicher Zusatzstoffe zu den Lebensmitteln. Hauptsächlich handelt es sich dabei um Stoffe, die Haltbarkeit, Beschaffenheit, Geschmack und Aussehen verbessern, zur vollwertigen Ernährung also im Grunde überflüssig sind. Manche dieser Zusätze werden unverschlüsselt auf der Verpackung angegeben, die meisten jedoch nur mit den E-Nummern. Der Verbraucher erkennt also häufig nicht, ob es sich um einen verträglicheren natürlichen oder einen unverträglicheren chemischen Zusatzstoff handelt. Das bedeutet vor allem für Allergiker ein akutes Risiko, vor dem man sich nur schützen kann, indem man möglichst keine Lebensmittel mit Zusätzen verwendet.

E-Nummern

Risiko für Allergiker

Die Lebensmittelzusätze müssen zwar behördlich zugelassen werden, aber das bietet keinen zuverlässigen Schutz. Allergische Reaktionen auf Grund individueller Unverträglichkeit lassen sich bei den Tests vor der Zulassung nicht erkennen. Ferner darf man nicht übersehen, daß viele Lebensmittel gleich mehrere Zusätze enthalten; jeder einzelne mag für sich verträglich sein, zusammen können sie trotzdem schädlich wirken. Außerdem geben die Untersuchungen vor der Zulassung keine zuverlässige Auskunft über mögliche Langzeitfolgen der verschiedenen Stoffe, die zum Teil ja praktisch täglich aufgenommen werden.

Oft mehrere Zusätze

In der gesunden Vollwertkost haben Lebensmittel mit Zusätzen nichts zu suchen. Die Nahrung muß so frisch und naturbelassen wie möglich sein, dann bleibt sie vollwertig und wird meist ohne allergische Reaktionen vertragen.

Ablauf der allergischen Reaktion

Die allergischen Reaktionen beruhen im Grunde auf den gleichen Immunfunktionen, die uns beispielsweise auch vor Krankheitserregern schützen: Zunächst kommt es zur Bildung von körpereigenen Abwehrstof-

Körpereigene Abwehrstoffe

fen gegen eindringende Allergene, die dann mit diesen reagieren, um sie unschädlich zu machen.

Fehlfunktion des Immunsystems

Der grundlegende Unterschied zwischen den lebenswichtigen normalen Antigen-Antikörper-Reaktionen und unzweckmäßigen krankhaften Allergen-Antikörper-Reaktionen besteht darin, daß letztere durch eine Fehlfunktion des Immunsystems entstehen und die Gesundheit nicht schützen, sondern selbst zur Erkrankung führen.

Sensibilisierung als Grundvoraussetzung

Beginn der allergischen Krankheit

Die allergische Krankheit beginnt in der Regel unbemerkt mit der Sensibilisierung gegen die Allergene.

Wenn das Immunsystem erstmals mit einem Allergen in Kontakt gerät, sind noch keine Antikörper vorhanden, die mit dem Allergen reagieren und Symptome verursachen könnten. Vielmehr werden die Abwehrstoffe jetzt erst gebildet und schaffen von nun an die Grundvoraussetzungen für allergische Reaktionen.

Immunglobulin E

Dabei entstehen vor allem reichlich Immunglobuline E (IgE). Mit diesen kreisen die Antikörper gegen die Allergene im Blut durch den Körper. Außerdem setzt sich ein Teil der Abwehrstoffe in den Zellen fest.

Mit dem sensibilisierenden Erstkontakt entsteht die individuelle Überempfindlichkeit gegen ein Allergen, ohne daß es dabei zu irgendwelchen Symptomen kommt. Der Allergenkontakt wirkt wie der antigene Reiz, der bei Gesunden die nützlichen Reaktionen des Immunsystems zum Beispiel gegen Krankheitserreger aktiviert.

Auch Nicht-Allergiker können nach dem Erstkontakt mit Allergenen spezifische Antikörper bilden. Diese werden jedoch in so geringer Menge produziert, daß sie später nicht zu allergischen Reaktionen führen können. Eine Sensibilisierung gegen die Allergene findet also nicht statt.

Manche allergische Krankheiten entstehen scheinbar ohne Sensibilisierung beim Erstkontakt mit den Allergenen. Das erlebt man besonders häufig bei Nahrungsmittelallergien. In solchen Fällen spricht man von einer Pseudoallergie, deren Symptomatik sich freilich kaum von der einer echten Allergie unterscheidet. Lediglich für die Therapie kann es von Bedeutung sein, ob der Patient an einer typischen oder einer Pseudo-Allergie leidet. Das weist der Therapeut durch geeignete Tests zuverlässig nach.

Pseudoallergie

Allergen-Antikörper-Reaktion

Die Sensibilisierung gegen ein Allergen bedeutet zunächst nur, daß der Betroffene von nun an überempfindlich auf diesen Stoff reagieren wird. Das bildet zwar die Grundbedingung für eine allergische Krankheit, muß aber nicht zwangsläufig dazu führen. Entscheidend kommt es darauf an, ob ein erneuter Kontakt mit dem Allergen stattfindet, solange sich spezifische Antikörper dagegen im Blut und in den Zellen befinden.

Überempfindliche Reaktion

Manche Allergene geraten ein Leben lang nicht mehr in Kontakt mit dem sensibilisierten Immunsystem. Der Betroffene ist dann zwar ein latenter Allergiker, merkt davon aber nichts, weil es nie mehr zur Allergen-Antikörper-Reaktion kommt. Gewollt ausweichen kann er dem Allergen allerdings nicht, weil er von seiner Überempfindlichkeit ja nichts weiß.

Den meisten Allergenen, z. B. Blütenpollen, Hausstaub oder Schimmelpilze, kann man jedoch nicht dauernd entgehen. Sie sind allgegenwärtig, über kurz oder lang dringen sie wieder in den Körper ein. Dann kommt es zur Allergen-Antikörper-Reaktion, bei der die reichlich vorhandenen Abwehrstoffe versuchen, die Allergene zu binden und unschädlich zu machen. Gleichzeitig werden bei diesem Zweitkontakt auf Grund der in den Lymphozyten beim ersten Kontakt gespeicher-

Zweitkontakt

ten Informationen rasch massenhaft weitere Antikörper gebildet, die das Krankheitsbild verschlimmern.

Diese Allergen-Antikörper-Reaktion tritt ab dem 2. Kontakt immer wieder ein, wenn entsprechende Allergene in den Körper gelangen. Erst durch eine erfolgreiche Therapie der abnormen Reaktionslage des Immunsystems wird die abnorme Überempfindlichkeit wieder beseitigt. Dann provozieren die Allergene keine massenhafte Produktion von Antikörpern mehr.

Histamin und andere Mediatoren

Mediatoren

Die Allergen-Antikörper-Reaktion selbst erzeugt die allergischen Symptome jedoch nicht direkt. Dazu müssen erst Mediatoren (Vermittler) eingeschaltet werden, die während der Allergen-Antikörper-Reaktion aus speziellen Zellen der Haut und Schleimhäute abgesondert werden.

Hormonartige Reizstoffe

Dabei handelt es sich um hormonartige Reizstoffe, vor allem Histamin, ferner Serotonin, Kinine, Enzyme und Giftstoffe. Erst sie erzeugen dann unmittelbar die Symptome der allergischen Erkrankung.

Wirkungen von Histamin

Der wichtigste dieser Mediatoren ist das Gewebshormon Histamin, das vor allem zu folgenden Wirkungen führt:

- Erweiterung der Blutgefäße mit abnormer Durchlässigkeit der Gefäßwände, was zu Schwellungen und schlimmstenfalls zum Blutdruckabfall bis zum akut lebensbedrohlichen Schock führen kann.
- Erregung der glatten, nicht der willentlichen Steuerung unterliegenden Muskulatur, die zum Beispiel die Verkrampfung der Bronchien beim Asthmaanfall hervorruft.
- Vermehrte Ausschüttung von Hormonen und gesteigerte Absonderung von Magensaft, wodurch zusätzliche allergische Symptome auftreten können.

Die anderen Mediatoren tragen auf ähnliche Weise zu den allergischen Beschwerden bei, darauf muß hier nicht mehr weiter eingegangen werden. Erst die Mediatoren verursachen die verschiedenen Symptome an Haut, Atem- und Verdauungsorganen. Durch schulmedizinische Allergie-Therapie versucht man v. a., die Mediatoren so zu beeinflussen, daß die Symptome abgeschwächt werden oder völlig verschwinden.

Erst die Mediatoren verursachen die Symptome

Typen allergischer Reaktionen

Bei den allergischen Reaktionen unterscheidet man 4 Typen. In welcher dieser Formen die allergische Krankheit abläuft, hängt vor allem von den auslösenden Allergenen und den durch sie verursachten Symptomen ab. Manche Allergien treten schon kurze Zeit nach dem Allergenkontakt auf, andere erst längere Zeit danach, so daß man den Zusammenhang mit den Allergenen auf Anhieb nicht mehr erkennt.

4 Typen

Sofortreaktion Typ I

Bei diesem Allergietyp treten die ersten Symptome schon Sekunden bis Minuten nach dem Allergenkontakt als Sofortreaktion auf. Häufige allergische Erkrankungen, vor allem *Heuschnupfen, allergisches Asthma, Nesselsucht* und die als *Quincke-Ödem* bezeichnete Schwellung im Gesicht gehören zu diesem Typ.

Heuschnupfen, allergisches Asthma, Nesselsucht und Quincke-Ödem

Von entscheidender Bedeutung sind dabei die Immunglobuline E (IgE), die sich an die Mastzellen der Haut, Atemwege und des Darms heften. In diesen Zellen befinden sich Histamine und andere Mediatoren, die durch die IgE freigesetzt werden und dann verschiedene allergische Symptome erzeugen. Insbesondere gehören dazu:

- Anschwellung der Nasenschleimhaut mit Jucken, starker Schleimabsonderung und Niesanfällen.

- Rötungen, Schwellungen und Juckreiz der Haut, weil deren Gefäße sich erweitern und die Gefäßwände durchlässiger werden.
- Verengung der Bronchien mit Atemnot, starker Schleimabsonderung und keuchendem Husten.

Pseudoallergie gegen Lebensmittel

Ähnliche Symptome beobachtet man häufiger als Pseudoallergie gegen bestimmte Lebensmittel. Dabei kommt es zur Schädigung der Mastzellen ohne allergische Reaktion, wobei ebenfalls Histamine und andere Mediatoren freigesetzt werden.

Zellschädigungsreaktion Typ II

Stunden bis Tage nach dem Allergenkontakt

Dieser Allergietyp entsteht Stunden bis Tage nach dem Allergenkontakt. Die Allergene werden an die Zellmembranen gebunden und reagieren mit den frei im Blut kreisenden Antikörpern. Diese Reaktion schädigt dann die betroffenen Zellen zum Teil erheblich.

Hämolytische Anämie

Die wichtigste Krankheit, die so entsteht, wird als *hämolytische Anämie* bezeichnet. Diese Sonderform der Blutarmut bei Kindern geht einher mit schneller Zerstörung roter Blutkörperchen.

Ferner kommt es nach Organtransplantationen als Komplikation zu dieser zellschädigenden Reaktion. Es erübrigt sich, hier auf diese besonderen Krankheitsbilder genauer einzugehen.

Verlangsamte Reaktion Typ III

4–12 Stunden nach dem Kontakt

Bei diesem Allergietyp treten die ersten Symptome etwa 4–12 Stunden nach dem Allergenkontakt auf. Verantwortlich dafür sind meist die an Immunglobuline G (IgG) gebundenen Antikörper, die mit den Allergenen reagieren, sowie ein als Komplement bezeichneter Stoff aus Eiweißkörpern im Blut. Die Allergene bilden mit den Antikörpern einen Komplex, der unter

Komplement

Umständen zu schweren Gewebsschäden führt. Häufig entwickelt sich die Typ-III-Allergie bei landwirtschaftlichen Arbeitern, die beim Dreschen von Getreide Staub einatmen, oder bei Vogel- (vor allem Tauben-, Hühner-)züchtern, wenn staubförmiger Vogelkot in ihre Atemwege gelangt. Ferner kann dieser Allergietyp als *Serumkrankheit* nach Schutzimpfungen auftreten. Darüber hinaus wird er nicht selten durch Arznei- und Lebensmittel provoziert.

Bei landwirtschaftlichen Arbeitern und Vogelzüchtern

Serumkrankheit

Spätreaktion Typ IV

Zu diesem Allergietyp kommt es nicht durch die übliche Allergen-Antikörper-Reaktion, sondern durch T-Lymphozyten, die durch die Allergene aktiviert werden. Das dauert länger, die ersten Symptome treten deshalb erst 24–48 Stunden nach dem Allergenkontakt ein. Deshalb erweist es sich oft als schwierig, das auslösende Allergen zu erkennen.

24–48 Stunden nach dem Kontakt

Zu den häufigsten allergischen Erkrankungen des Spättyps gehört das *Kontaktekzem*, wenn die Haut mit Allergenen in Berührung kam. Außerdem können Typ-IV-Allergien im Verlauf von Bakterien-, Viren- und Pilzinfektionen entstehen, weil der Körper darauf überempfindlich werden kann und dann allergisch reagiert. Typisches Beispiel ist die vorübergehende asthmaartige Atemnot im Verlauf einer Erkältung mit Entzündung der Atemwege, die auch bei Patienten auftreten kann, die sonst nie an Allergien leiden. Schließlich können Arzneimittel zu dieser Allergieform führen.

Kontaktekzem

Asthmaartige Atemnot bei einer Erkältung

Die häufigsten Allergene

Es gibt fast nichts, worauf ein Mensch bei entsprechender individueller Überempfindlichkeit nicht allergisch reagieren könnte. Bei manchen besteht eine All-

Es gibt fast nichts, worauf ein Mensch nicht allergisch reagieren könnte

ergie nur gegen einen Stoff, dem man vielleicht einfach aus dem dem Weg gehen kann; dann bildet die Allergie kein nennenswertes Problem.

Einschränkung der Lebensgestaltung und -qualität

Viele Menschen reagieren jedoch auf mehrere oder viele Reize überempfindlich, ihre Lebensgestaltung und -qualität wird dadurch stark eingeschränkt. Außerdem ist es möglich, daß im Verlauf einer allergischen Erkrankung immer mehr Stoffe unverträglich werden oder eine Überempfindlichkeit ausheilt, dafür aber eine andere entsteht.

Bedingungen für einen allergenen Reiz

Zum allergenen Reiz wird ein Einfluß erst, wenn er eine der folgenden Bedingungen erfüllt:

- Es handelt sich um einen hoch-(groß-)molekularen körperfremden Stoff, vor allem Eiweiße und Kohlenhydrate.
- Der Stoff erfüllt die obige Bedingung zwar nicht, kann sich aber mit einem anderen hochmolekularen Stoff (wie Eiweiße) verbinden und wird dann zum Allergen.
- Keine der vorstehenden Bedingungen wird erfüllt, der Stoff wird erst im Körper durch den Einfluß äußerer Reize (z. B. UV-Strahlung) zum Allergen.

Allergene sind nicht Ursache, sondern Auslöser einer allergischen Krankheit

Es sei aber nochmals daran erinnert, daß die Allergene nicht Ursachen, sondern lediglich Auslöser einer allergischen Krankheit sind. Die eigentliche Ursache besteht immer in der Fehlreaktion des Immunsystems. Einige der wichtigsten Allergene, die besonders häufig zur Erkrankung führen, sollen nun angeführt werden.

Allergene in der Luft

Diese Allergene gehören zu den häufigsten Auslösern allergischer Krankheiten, insbesondere Heuschnupfen und Asthma. Die beiden wichtigsten Allergene in der Luft sind Blütenpollen und Hausstaub.

Blütenpollen

Als *Blütenpollen* bezeichnet man männliche Keimzellen von Gräsern, Sträuchern und Bäumen. Sie werden durch Insekten und vom Wind zu den weiblichen Blütenteilen gebracht. Hauptsächlich die mit dem Wind verteilten Pollen erzeugen häufig allergische Reaktionen, weil sie reichlich in der Luft vorhanden sind. Bei milder Witterung beginnt der Pollenflug (und damit das Allergierisiko) bereits im Januar/Februar und hält bis in den Spätherbst hinein an.

Von den zahlreichen Pollen, die bei uns vorkommen, gelten etwa 40 Arten als potentielle Allergene. Ausgerechnet diese (z. B. Birkenpollen) sind besonders weit verbreitet. Unter Umständen entstehen Pollenallergien aber auch unabhängig vom Pollenflug, wenn die Keimzellen zum Beispiel mit Honig aufgenommen werden.

Etwa 40 Pollen gelten als potentielle Allergene

Der *Hausstaub* enthält mehrere Stoffe, die als Allergene wirken können. Zum Teil provoziert nur einer dieser Bestandteile die allergischen Reaktionen, oft aber erst die Gesamtheit aller im Hausstaub vorhandenen Substanzen (Hausstaubkomplex). Besonders häufig ruft die winzige Hausstaubmilbe eine Allergie hervor, ferner die im Staub vorhandenen Schimmelpilzsporen oder Federteilchen aus Bettdecken. Der Hausstaub ist allgegenwärtig, selbst durch penible Reinlichkeit kann er nie völlig vermieden werden. Immerhin gelingt es durch peinlichste Sauberkeit aber, Häufigkeit und Schwere der Hausstauballergien zu verringern.

Hausstaub

Hausstaubmilbe

Hausstaub ist allgegenwärtig

Meist unbedenklich ist dagegen der Straßenstaub, denn er enthält überwiegend Sand und andere anorganische Partikel. Dadurch werden selten allergische Reaktionen provoziert.

Straßenstaub ist unbedenklich

Die Schimmelpilzsporen befinden sich auch unabhängig vom Hausstaub ständig in der Luft. Begünstigt wird Schimmelbildung durch schlecht gelüftete und/oder ungenügend beheizte Räume; außerdem entwickeln sich die Schimmelpilze oft auf der feuchten Erde von Zimmerpflanzen, was nicht unbedingt sichtbar sein muß. Zum Teil wirken die Zimmerpflanzen selbst als Allergene. In erster Linie gilt das für blühende Pflanzen, die grünen Blattpflanzen sind weniger riskant.

Schimmelpilzsporen

Zimmerpflanzen als Allergene

Tierallergene

Schließlich können Tierhaare, -federn und Ausscheidungen von Haustieren zu Allergenen werden.

Chemische Schadstoffe in der Luft

Abgesehen von den bisher genannten natürlichen Allergenen befinden sich heute zahlreiche chemische Schadstoffe in der Luft. Zum Teil stammen sie aus Industrieanlagen, Kraftwerken, Heizungen und vom Verkehr. Häufig handelt es sich mittlerweile aber auch um Wohngifte, die aus Baumaterialien und Einrichtung ausgasen. Die durch solche Schadstoffe in den Räumen hervorgerufenen allergischen und anderen Symptome (wie Kopfschmerzen, Nervosität, Depressionen) faßt man inzwischen als eigenständiges Krankheitsbild mit der Bezeichnung *Sick-Building-Syndrome* (englisch: sick = krank, building = Gebäude, syndrome = Gruppe von Krankheitszeichen) zusammen.

Sick-Building-Syndrome

Allergene der Lebensmittel

Seit langem bekannt

Die Nahrungsmittel gehören nicht erst heute zu den potentiellen Allergenen. Unverträglichkeiten gegen bestimmte Lebensmittel kennt man schon lange, hauptsächlich gegen Eier, Milch und Milcherzeugnisse, Meeresfrüchte wie Austern, Krabben und Hummer oder Erdbeeren. Diese führen auch jetzt noch besonders oft zu allergischen Reaktionen, die nicht allein die Verdauungsorgane betreffen müssen, sondern auch an der Haut oder den Atemwegen auftreten können.

Allergie gegen Eier

Die Allergie gegen Eier erklärt sich häufig aus unverträglichem Eiweiß. Das muß aber nicht immer zutreffen; vielmehr können auch Futtermittel mit Fischmehl oder Arzneirückstände in den Eiern die Allergie provozieren.

Allergien gegen Milch

Bei Allergien gegen Milch gilt, daß die gesäuerten Produkte (wie Joghurt, Quark) oft vertragen werden, weil die Milch bei deren Zubereitung verändert wird. Solche sauren Milchprodukte gelten grundsätzlich sogar als besonders gesund, unter anderem wegen der günstigen Auswirkungen auf das Immunsystem.

Recht oft werden Lebensmittelallergien auch durch Getreideprodukte hervorgerufen, insbesondere bei Unverträglichkeit gegen Getreideeiweiß. Ferner erzeugen Erdbeeren und Honig (letzterer auch wegen seines Pollenanteils) häufiger eine Allergie.

Allergien gegen Getreideprodukte

Nicht zuletzt können scharfe exotische Gewürze, die man heute oft in der Küche verwendet, zu allergischen Reaktionen führen.

Gut verträglich sind dagegen im allgemeinen frisches Obst und Gemüse aus giftfreiem biologischem Anbau, Salate und Fleisch aus naturgemäßer Tierhaltung. Sie lösen seltener eine Allergie gegen Lebensmittel aus.

Wenn Nahrungsmittelallergien heute gehäuft vorkommen, läßt sich das oft auf Rückstände von Umweltschadstoffen, Dünge-, Spritzmittelreste oder zu unkritisch verwendete Tierarzneimittel (wie Antibiotika) zurückführen. Außerdem provozieren nicht selten die zahlreichen Lebensmittelzusätze (wie Farb-, Aroma- und Konservierungsstoffe) eine Unverträglichkeit. Diese Risiken lassen sich durch eine naturbelassene Vollwertkost deutlich verringern.

Kontaktallergene auf der Haut

Die heute allgegenwärtigen Allergene gelangen oft auf die Haut und können durch diesen Kontakt zu Hautallergien führen. Sie treten zum Teil als Spätreaktion vom Typ IV auf; dann kann man schon nicht mehr genau nachvollziehen, mit welchem potentiellen Allergen man in Berührung kam. Vor allem die häufig gebrauchten Haushaltschemikalien (wie Wasch-, Reinigungsmittel) und unverträgliche Kosmetika erzeugen oft durch direkten Kontakt mit der Haut eine allergische Reaktion.

Spätreaktion Typ IV

Haushaltschemikalien und Kosmetika

Häufige Kontaktallergene auf der Haut sind zum Beispiel Chrom und Nickel, die als Modeschmuck weit verbreitet sind. Im Haushalt können vor allem Spül-,

Chrom und Nickel

Wasch-, Reinigungs- und Desinfektionsmittel zu einer Hautallergie führen. Schließlich wirken zahlreiche potentielle Allergene im Beruf ein, vornehmlich bei Chemie- und Pharmaberufen, Druckern, Gärtnern, Landwirten, Fotografen, Friseuren, Maurern und Malern.

Allergene im Beruf

Nicht zu den Kontaktallergien gehören die typischen Hautreizungen, die beispielsweise nach Berührung von Brennesseln auftreten. Hier erfolgt keine allergische Reaktion, solche Symptome entstehen unabhängig vom Immunsystem durch direkte Reizung der Haut.

Brennesseln

Andere Allergieauslöser

Es gibt noch zahlreiche andere Allergene, die allerdings seltener als die bisher genannten zu allergischen Überreaktionen führen. Wenn aber eine individuelle Unverträglichkeit vorliegt, erzeugen sie ebenso starke Symptome wie zum Beispiel die »klassischen« Allergene Pollen, Hausstaub und Schimmelpilze. Einige der häufigsten sind Krankheitserreger, Insektengifte, Arzneimittel und in zunehmendem Maße UV-Strahlen.

Infektallergien

- *Infektallergien* entstehen nach der Ansteckung mit Bakterien, Viren, Pilzen oder Parasiten (z. B. Würmer), wenn das Immunsystem gegen diese Erreger oder ihre Stoffwechselprodukte überempfindlich wird. Dann wehrt es diese nicht nur durch die normale Antigen-Antikörper-Reaktion ab, sondern verursacht zusätzlich durch Allergen-Antikörper-Reaktion allergische Krankheiten, besonders oft Asthma.

Insektengifte

- *Insektengifte,* die beim Stich in den Körper gelangen, provozieren immer eine normale Abwehrreaktion mit juckender, geröteter Hautschwellung, die nicht aus allergischer Ursache entsteht. Reagiert das Immunsystem überempfindlich darauf, entwickelt sich an der Einstichstelle eine großflächige Schwellung; manchmal tritt sie auch in den Atemwegen auf und es besteht dann akute Erstickungsgefahr.

Schlimmstenfalls, hauptsächlich nach Bienen-, Wespen- oder Hornissenstichen, droht rasch der akut lebensgefährliche allergische Schock.

- *Arzneimittelallergien* kommen relativ häufig vor, etwa die Hälfte aller Nebenwirkungen der Medikamente entsteht durch allergische Reaktionen. Chemische Wirkstoffe führen häufiger dazu, aber auch Naturheilmittel (vor allem pflanzliche) können bei entsprechender Überempfindlichkeit eine Allergie auslösen. Zu den wichtigsten allergenen Medikamenten gehören Penicillin und andere Antibiotika sowie Azetylsalizylsäure und andere Schmerzmittel.

Arzneimittelallergien

- *Photoallergien* entstehen, wenn Stoffe auf der Haut oder in den oberflächlichen Hautschichten durch Licht-(UV-)einfluß verändert und dadurch zu Allergenen werden. Oft gilt das für Kosmetika und Sonnenschutzmittel sowie für örtlich oder innerlich angewendete Arzneimittel. Die Zunahme dieser Allergien erklärt man unter anderem aus den oft übertriebenen Sonnenbädern und der Abnahme des Ozonschutzschilds in den höheren Schichten der Atmosphäre als Folge der Umweltverschmutzung.

Photoallergien

Auf weitere Allergene kann hier nicht mehr eingegangen werden, dazu gibt es zu viele. Der genaue Nachweis seltenerer Allergene gelingt oft nicht, weil man ja nicht erkennen kann, nach welchen unverträglichen Stoffen überhaupt gesucht werden soll. Nicht selten werden sogar Substanzen, die schon lange gebraucht wurden, plötzlich zu unverträglichen Allergenen; das muß bei der Diagnose ebenfalls berücksichtigt werden.

Mögliche »psychische Allergene«

Die Frage nach seelischen Auslösern einer Allergie wurde bis vor kurzem von der offiziellen Medizin überhaupt nicht ernsthaft erwogen. Inzwischen gibt es

Zahlreiche Hinweise

allerdings so viele Hinweise darauf, daß man sie zumindest bei einigen Allergien (wie Heuschnupfen, Asthma) nicht länger ignorieren kann. Die Pollenallergiker, bei denen bereits das Foto einer blühenden Wiese heftigen Heuschnupfen auslösen kann, wurden als Beispiel dafür bereits genannt. Aus den USA wird sogar von einem Fall berichtet, bei dem ungeliebte Rockmusik zu allergischen Reaktionen führte.

> Man darf heute bereits davon ausgehen, daß viele Allergien mit durch psychische Einflüsse ausgelöst und/ oder verschlimmert werden. Allerdings sind die Zusammenhänge erst ansatzweise geklärt, weil man erst jetzt beginnt, sie überhaupt genauer zu untersuchen.

Theorien zur Beziehung zwischen Seelenleben und allergischen Krankheiten

Die verschiedenen Theorien zur Beziehung zwischen Seelenleben und allergischen Krankheiten können noch nicht zufriedenstellen. Am ehsten überzeugt, daß Allergien mit durch ungünstige Lernprozesse ausgelöst werden. Auch Flucht vor Pflichten, Verantwortung und anderen unangenehmen Realitäten in die allergische Krankheit mag oft unbewußt eine Rolle spielen. Bei Asthmatikern stellt man häufig eine gestörte Mutter-Kind-Beziehung, bei Heuschnupfen nicht selten sexuelle Probleme fest. Schließlich gibt es zu juckenden Hautausschlägen und Ekzemen die Theorie, daß dahinter unterdrückte Aggressivität oder eine Neigung zur Selbstaggression stehen könnte.

Nicht verallgemeinern

Diese Vorstellungen dürfen aber keinesfalls verallgemeinert werden. Sie können zutreffen, aber es können sich im Einzelfall auch ganz andere psychische Einflüsse hinter einer Allergie verbergen. Das läßt sich immer nur individuell abklären. Grundsätzlich sollten stets folgende Fragen geklärt werden:

Zu klärende Fragen

- Unterdrückt man Gefühle wie Angst und Aggressivität, die dann symbolisch in allergischen Reaktionen zum Ausdruck kommen, und warum läßt man gerade diese Emotionen nicht offen zu?

- Besteht uneingestandene Angst vor der »Fülle des Lebens«, die durch allergische Reaktionen gleichsam »abgewehrt« wird, auf welche Lebensbereiche bezieht sie sich und weshalb bestehen gerade in dieser Hinsicht persönliche Probleme?
- Bedeutet die allergische Krankheit eine symbolische Abwehr oder Flucht vor der Realität, wovor flieht man und weshalb gelingt es nicht, sich offen zur Wehr zur setzen?
- Welche Belastungen, Pflichten und Verantwortungen des Alltags engen derart ein, daß sie regelrecht »die Luft abstellen«, oder welche psychischen Inhalte stauen sich derart an, daß man nicht mehr voll ausatmen kann?
- Auf welche Menschen, Situationen oder Ansprüche reagiert man symbolisch »allergisch«, also mit Ablehnung, Gereiztheit, Aggressivität, und weshalb gelingt es nicht, diese Abwehr offen auszudrücken?
- Muß man im Alltag so viel »hinunterschlucken«, daß die Verdauungsorgane darauf symbolisch mit Unverträglichkeiten reagieren, und warum nimmt man diese Belastungen ohne offenen Widerspruch hin?

Dadurch können die Ursachen einer allergischen Krankheit aufgehellt werden

Alle diese Fragen können mit dazu beitragen, die Ursachen einer allergischen Krankheit aufzuhellen. Meist findet man darauf nicht sofort eine Antwort, denn derartige psychische Faktoren werden meist verdrängt und können erst nach Überwindung innerer Widerstände wieder bewußt gemacht und verarbeitet werden. Unter Umständen erfordert das psychotherapeutische Hilfe.

Die Klärung solcher Probleme trägt nicht nur zur Ganzheitstherapie einer allergischen Krankheit bei. Das gesamte Leben wird dabei durchleuchtet, viele störende Einflüsse können nachträglich endgültig verarbeitet werden. Dann überwindet man nicht nur die Erkrankung, sondern findet auch zu einem selbstbewußteren Leben im Einklang mit sich selbst.

Typische allergische Krankheiten

Unklare Symptome an anderen Organen

Allergien verursachen unterschiedliche Krankheitsbilder. Hauptsächlich betreffen sie die Atemwege, Haut und das Verdauungssystem. Es kann aber auch zu unklaren Symptomen an anderen Organen kommen, z. B. am Gehirn und Nervensystem. Diese selteneren allergischen Erkrankungen werden oft nicht richtig erkannt und falsch behandelt.

Wir beschränken uns hier darauf, die typischen Allergien vorzustellen, die auch der medizinische Laie meist eindeutig erkennt. Die anderen allergischen Krankheiten erfordern sorgfältige fachliche Untersuchung, damit man die Überempfindlichkeit als Grundursache zuverlässig diagnostizieren kann.

Allergien der Haut

Die Haut wird heute besonders oft durch Umweltschadstoffe und unverträgliche Kosmetika geschädigt. Darüber hinaus können mit der Nahrung aufgenommene Stoffe und UV-Strahlen zu allergischen Hautreaktionen führen. Diese Zusammenhänge lassen sich oft schwer erkennen.

Ausschlag

Häufigste allergische Hautkrankheit ist der *Ausschlag*. Er führt spontan zu kirschkern- bis haselnußgroßen Bläschen, die mit klarer Flüssigkeit gefüllt sind. Sie können einzeln oder in kleinen Gruppen örtlich begrenzt oder am gesamten Körper auftreten; oft betreffen sie auch die Schleimhaut, insbesondere im Mund. Manchmal entwickeln sich lokal oder am ganzen Körper gerötete Schwellungen. Juckreiz besteht fast immer, häufig sehr quälend. Durch das unwiderstehliche Kratzen können kleine Verletzungen entstehen, die sich oft infizieren. Der allergische Ausschlag wird häufig durch Chemikalien ausgelöst, die man im Haushalt und Beruf verwendet. Als weitere Auslöser kommen unverträgliche Nahrungs- und Arzneimittel, Zimmer- und Gartenpflanzen in Betracht. Die Symptome beginnen in der Regel als Sofortreaktion vom Typ I bald nach dem Allergenkontakt.

Eine andere häufige Hautallergie ist das *Ekzem.* Es tritt einzeln oder symmetrisch verteilt an mehreren Hautpartien auf. Fast immer besteht quälender Juckreiz, ferner Rötung mit nässenden und schuppenden Bläschen oder Knötchen. Wenn das Ekzem chronisch wird, kommt es zu Hautrissen, übermäßiger Verhornung mit Flechten und warzenartiger Hautverdickung, zum Teil auch Bläschen und Schuppen. Es kann jederzeit wieder akut aufflammen. Wenn es gelingt, diese Krankheit auszuheilen, kommt es häufig zu Rückfällen an der gleichen Hautpartie. Ekzeme betreffen vorwiegend Menschen, die bereits an einer anderen allergischen Krankheit (oft Heuschnupfen, Asthma) litten oder gleichzeitig mit dem Ekzem daran leiden. Nach den Ursachen und Symptomen unterscheidet man hauptsächlich die folgenden 3 Formen: Ekzem

- *Kontaktekzem* durch zahlreiche alltägliche Allergene, wie Chrom-Nickel-Modeschmuck, Hefe, Mehlstaub, Öle oder Arzneimittel. Kontaktekzem
- *Toxisches Ekzem,* bei dem die Haut zuerst chronisch gereizt und geschädigt wird (beispielsweise durch Chemikalien) und erst dann überempfindlich auf Allergene reagiert. Toxisches Ekzem
- *Mikrobielles Ekzem* durch Infektion mit Krankheitserregern oder Parasiten; dieses Ekzem betrifft besonders häufig die Körperfalten oder die bei Krampfadern schlechter durchbluteten Unterschenkel. Mikrobielles Ekzem

Außerdem gibt es noch das endogene Ekzem, besser bekannt als Neurodermitis*. Da es nur bedingt zu den Neurodermitis

* Ausführliche Informationen hierzu bietet das Buch *Neurodermitis – Ganzheitstherapie für Körper und Seele* von Gerhard Leibold, erschienen im Jopp/Oesch Verlag, Zürich, ISBN 3-0350-5010-4.

allergischen Krankheiten gehört, muß hier nicht weiter darauf eingegangen werden.

Nesselsucht

Bei *Nesselsucht* tritt der allergische Ausschlag spontan auf und verschwindet meist bald wieder. Ausgelöst wird er vor allem durch Milchprodukte, Erdbeeren, Meeresfrüchte und Arzneimittel; beim seltenen chronischen Verlauf bestehen oftmals auch dauernde Magen-, Darm-, Leberleiden, chronische Krankheitsherde und Wurminfektionen. Typische Symptome sind gerötete, stark juckende, oft linienförmig entlang eines Nerven angeordnete Quaddeln, zum Teil auch leichtes Fieber. Bei ernsterem Verlauf treten ausgedehnte Schwellungen auf, die manchmal den Kehlkopf betreffen und dann zur Erstickung führen können.

Quincke-Ödem

Das *Quincke-Ödem* erzeugt großflächige Rötungen und Schwellungen vor allem im Gesicht, schlimmstenfalls auch am Kehlkopf. Auslösend wirken meist Nahrungs- und Arzneimittel. Das einfache Ödem verschwindet bald wieder, gelegentlich dauert die Schwellung aber längere Zeit.

Arzneiexanthem

Ein *Arzneiexanthem* entsteht als Nebenwirkung unverträglicher Medikamente. Es macht sich durch stark brennende Rötung bemerkbar, die oft mit Bläschen bedeckt ist. Das Exanthem kann örtlich begrenzt bleiben oder sich auf den ganzen Körper ausdehnen. Wenn das auslösende Medikament abgesetzt wird, bilden sich die Symptome bald zurück. Es kann aber auch ein »fixes« Arzneiexanthem mit rundlichen, zunächst rötlichen, später bräunlichen Herden entstehen, das zwar beim Verzicht auf das Arzneimittel verschwindet, aber sofort an der gleichen Stelle wieder auftritt, wenn das Medikament erneut eingenommen wird.

Insektenstiche

Auf *Insektenstiche* reagieren Allergiker unter Umständen mit großflächigen Hautschwellungen. Zuweilen tritt zusätzlich eine Schwellung am Kehlkopf mit akuter Erstickungsgefahr oder ein lebensbedrohlicher allergischer Schock auf. Harte rote Schwellungen an der Einstichstelle sind nicht allergisch bedingt, sondern deuten auf eine Infektion hin.

Schließlich seien noch die *Photo-*(Licht-)*allergien* durch UV-Strahlen genannt, die heute vermehrt auftreten. Man unterscheidet folgende Formen:

Photoallergien

- *Photoallergische Reaktionen* durch Substanzen (wie Wasch-, Arzneimittel) auf oder in der Haut, die sich unter der Einwirkung von UV-Strahlen zu Allergenen umwandeln und ekzemartige juckende, schuppende und nässende Rötungen hervorrufen.

Photoallergische Reaktionen

- *Photoanaphylaktische Reaktionen* mit Überempfindlichkeit der Haut gegen UV-Strahlung, die schon nach kurzer Einwirkung vor allem an den von der Kleidung bedeckten Hautpartien zum juckenden Ausschlag oder an den direkt der Strahlung ausgesetzten Hautzonen zum Lichtekzem führen kann.

Photoanaphylaktische Reaktionen

- *Phototoxische Reaktionen* bei UV-empfindlicher Haut, wenn gleichzeitig auslösende Stoffe (wie Kosmetika, Parfüm, Teer, ätherische Öle oder Arzneimittel) auf oder in die Haut gelangen; auch beim Sonnenbad auf der Wiese kann es dazu kommen, wenn die Haut mit unverträglichen Gräsern in Berührung kommt. Als Symptome treten Bläschen, Rötungen und streifenförmige dunkle Hautverfärbungen auf.

Phototoxische Reaktionen

Zur Vorbeugung von Lichtallergien dürfen sich beim Sonnenbad oder bei der künstlichen UV-Bestrahlung keinerlei Kosmetika oder Parfüms auf der Haut befinden, außerdem muß auf gute Verträglichkeit der Sonnenschutzmittel geachtet werden. Unter Umständen sind UV-Strahlen strikt zu vermeiden.

Allergien des Verdauungssystems

Auch an den Verdauungsorganen treten allergische Reaktionen heute häufiger auf. Das erklärt sich mit aus der üblichen Fehlernährung, die unser Verdauungssystem überfordert und die Immunfunktionen schwächt. Auf dieser Grundlage können dann viele Nahrungsmittel und Zusatzstoffe die allergischen Reaktionen provozieren.

Mundschleimhaut- und Zahnfleisch-allergien

Mundschleimhaut- und Zahnfleischallergien können schon nach einem einzigen Bissen des unverträglichen Nahrungsmittels eintreten. Zum Teil entwickeln sie sich aber schleichend und werden dann oft nicht als allergisch diagnostiziert. Als Symptome treten brennende Rötungen und Schwellungen an Lippen, Zunge, Wangen und Zahnfleisch auf, bei schleichendem Verlauf chronisch-entzündliche Reizungen. Wenn keine Lebensmittel als Auslöser nachweisbar sind, ist an unverträgliche Prothesen und Plomben zu denken.

Allergien der Magenschleimhaut

Allergien der Magenschleimhaut entstehen durch verschiedene Lebensmittel, vor allem Getreide, Eier und Milch. Die Symptome sind unklar und ähneln denen einer nicht-allergischen Entzündung der Magenschleimhaut, vor allem Magendruck und -schmerzen, Appetitmangel, Übelkeit und Brechreiz. Diese Beschwerden können bei häufigem Allergenkontakt chronisch bestehen, unter Umständen entwickelt sich daraus ein Magengeschwür.

Dünndarmallergien

Dünndarmallergien durch unverträgliche Lebensmittel beginnen wenige Stunden nach dem Verzehr mit Bauchschmerzen, Koliken, teils auch Erbrechen. Durchfall muß nicht bestehen, denn im Dickdarm kann sich die Nahrungspassage schon wieder normalisieren; dann kommt es zum »inneren Durchfall«, der sich auf den Dünndarm beschränkt und nicht bemerkt wird. Die Beschwerden können sich rasch wieder bessern, unter Umständen aber auch chronisch werden.

Dickdarmallergien

Bei *Dickdarmallergien* spielen neben unverträglicher Nahrung oft noch psychische Faktoren eine Rolle. Kolikartige Schmerzen und anfangs Durchfall, später abwechselnd Durchfall und Verstopfung oder hartnäckige Verstopfung, kennzeichnen das Krankheitsbild, das besonders zum chronischen Verlauf neigt. Auf dem Stuhl erkennt man oft viel Schleim, bei geschwüriger Dickdarmentzündung auch Blut. Häufig scheint ein Zusammenhang mit geschädigter Darmflora zu bestehen. Da Allergien des Verdauungssystems vielfach durch Nahrungsmittel ausgelöst werden, sollen einige häufige hier kurz genannt werden:

- *Milchunverträglichkeit* besteht ohne allergische Ursache bei bis zu 80 % aller Erwachsenen, wenn sie mehr als ¼ l Milch täglich trinken. Gesäuerte Milchprodukte dagegen, bei denen sich der Milchzucker durch Gärung verändert hat, werden meist gut vertragen. (Milchunverträglichkeit)
  Gegen Milchzucker kommt es kaum zur echten Allergie; treten dadurch Blähungen, Koliken und Durchfälle auf, besteht in der Regel ein Mangel an dem Enzym Laktase; große Mengen Milchzucker gelangen dann unverdaut in den Dickdarm. Eine echte Milchallergie besteht meist gegen das Milcheiweiß, deshalb werden auch gesäuerte Milchprodukte nicht vertragen. Als Warnzeichen treten nach Milchkonsum Durchfall und Koliken auf.
- *Getreideallergie* erklärt sich meist aus Erbanlagen als Grundursache. Sie können zum angeborenen Mangel an Enzymen zur Getreideverdauung (also keine richtige Allergie) oder zur echten Allergie gegen das Getreideeiweiß führen. Lediglich Mais, der dieses Eiweiß nicht enthält, kann gefahrlos verzehrt werden. Die Symptome treten bereits beim Säugling mit leichten Verdauungs- und Gedeihstörungen auf. Bei ernsteren Formen kommt es zu Durchfall, Bauchschmerzen, Blähungen und Mangelzuständen, die tödlich enden können. (Getreideallergie)
- *Lebensmittelzusätze,* vor allem Aroma-, Farb- und Konservierungsmittel, erzeugen heute immer häufiger allergische Reaktionen. Sie betreffen nicht nur die Verdauungsorgane, sondern können auch Haut- und Atemwegsreaktionen auslösen. Die Zusammenhänge lassen sich oft schwer nachweisen. Vorsorglich verzichtet man so weit wie möglich auf alle unnötigen Zusätze zur Nahrung. (Lebensmittelzusätze)

Allergien des Verdauungssystems lassen sich am besten durch eine vollwertige, naturbelassene Ernährungsweise vermeiden. Sie schützt zwar auch nicht sicher, aber das Risiko vermindert sich.

Allergien der Atemwege

Als häufigste allergische Krankheiten der Atmungsorgane gelten Heuschnupfen und Bronchialasthma. Auf diese beiden Allergien, die nicht selten die gleichen Patienten betreffen, gehen wir später (s. ab S. 60) ausführlich ein, sie müssen an dieser Stelle nicht näher vorgestellt werden. Andere Allergien im Bereich der Atemwege (wie der allergische Dauerschnupfen) spielen eine untergeordnete Rolle, dazu sind hier keine weiteren Informationen erforderlich.

Durch Inhalationsallergene ausgelöst

Die Allergien der Atemwege werden vorwiegend durch Inhalationsallergene ausgelöst, die mit der Atemluft aufgenommen werden und unmittelbar mit den Schleimhäuten in Berührung kommen. Darüber hinaus können aber auch Allergene, die eingenommen werden (wie Lebensmittel, Medikamente), zur allergischen Krankheit der Atemwege führen.

Psychische Einflüsse

Nicht zuletzt muß bei Atemwegsallergien an psychische Einflüsse gedacht werden, die häufig die Grundbedingungen für die allergische Reaktion schaffen. Zwischen Atmung und Seelenleben besteht eine enge Wechselbeziehung, so daß alle psychischen Belastungen in der Lage sind, Allergien der Atmungsorgane zu begünstigen.

Gebräuchliche Allergietests

Zuverlässige Diagnose fällt oft nicht leicht

Die zuverlässige Diagnose einer Allergie fällt oft nicht leicht, weil der Zusammenhang nicht immer eindeutig erkennbar ist. Der erfahrene Mediziner wird auf

Grund der Symptomatik aber eine vorläufige Verdachtsdiagnose stellen, die dann durch geeignete Allergietests abgesichert wird.

Allgemeinuntersuchung

Damit der Therapeut in unklaren Fällen überhaupt an eine Allergie denkt, ist zunächst eine Allgemeinuntersuchung erforderlich. Dabei kommt es vor allem darauf an, die Vorgeschichte der Krankheit (Anamnese) sorgfältig aufzunehmen, um Beginn, Auslöser und Verlauf der Krankheit zu erkennen. Außerdem erleichtert es die Diagnose, wenn der Patient über seine eigenen Beobachtungen berichtet, z.B. über die Situationen, in denen es zu Symptomen kommt. Daraus läßt sich oft schon erkennen, aus welchen Ursachen die Beschwerden entstehen und welche Vorsichtsmaßnahmen notwendig sein können.

Die Diagnose wird erleichtert

Familienanamnese

Auch die Familienanamnese kann von großer Bedeutung sein. Daraus ergibt sich zum Beispiel, ob gleiche oder andere Allergien bereits bei anderen Angehörigen auftraten. So lassen sich mögliche Erbanlagen ermitteln.

Teilen Sie dem Therapeuten alle Beobachtungen mit, die Sie im Zusammenhang mit den Symptomen machten. Auch wenn sie noch so unwichtig erscheinen mögen, sie können den Weg zur richtigen Diagnose weisen.

Nach dieser Vorbereitung wird der Therapeut dann zur Abklärung der möglichen Allergie spezifische Tests durchführen. Die gebräuchlichsten stellen wir nun zur Information vor.

Hauttests

Diese Allergietests werden am häufigsten durchgeführt. Sie können zur sicheren Diagnose genügen, zum Teil müssen sie aber noch durch andere Untersuchungen ergänzt und abgesichert werden. Gebräuchlich sind die folgenden 4 Testverfahren:

Reibetest

- *Reibetest* wird hauptsächlich bei Gefahr heftiger allergischer Reaktionen angewendet, weil er selten zu starken Symptomen führt; er ist aber nicht immer zuverlässig, auch bei negativem Ergebnis kann eine Allergie bestehen. Der Therapeut reibt dabei mit dem verdächtigen Allergen mehrmals innen über den Unterarm. Als positive Reaktion treten meist rasch Rötungen und Quaddeln auf.

Epikutantest

- *Epikutantest* erfolgt mit speziellen Pflastern, die in der Mitte ein Prüffeld besitzen, auf das man ein verdächtiges Allergen aufträgt; dann wird das Pflaster am Oberarm oder Rücken fixiert. Eine positive Reaktion mit Rötung, Knötchen- und Blasenbildung stellt sich innerhalb von 24–72 Stunden ein. Allerdings beweist das die Allergie nicht immer sicher, ähnliche Symptome treten auch bei einer nichtallergischen Direktwirkung der zu prüfenden Substanz auf.

Pricktest

- *Pricktest* wird meist am inneren Unterarm, zum Teil auch am Rücken angewendet. Dazu gibt der Therapeut einen Tropfen des verdächtigen Allergens auf die Haut und sticht dann leicht mit einer kleinen Lanzette ein. Bei positivem Befund entstehen bereits nach 15–20 Minuten Rötungen mit Quaddeln. Bei empfindlicher Haut kann es dazu jedoch auch ohne allergische Reaktion kommen; um das unterscheiden zu können, verabreicht man meist in gleicher Weise eine Testlösung ohne Allergene, die normalerweise zu keinen Reaktionen führt.

Intrakutantest

- *Intrakutantest* erfolgt durch Injektion einer kleinen Dosis des verdächtigen Allergens in die Haut, vor allem am Rücken. Als positive Reaktion treten Rötungen, Knötchen und Blasen auf. Der Test gibt meist zuverlässig Auskunft über eine Allergie, kann allerdings zu heftigen Reaktionen führen, so daß man ihn oft erst anwendet, wenn anders keine Diagnose zu stellen ist.

Mit den verschiedenen Hauttests ist es nicht immer getan, teilweise müssen weitere Untersuchungen durchgeführt werden, ehe man die Allergie sicher feststellen kann. Bei Heuschnupfen reichen die Ergebnisse der Hauttests oft schon aus.

Teilweise weitere Untersuchungen

Provokationstests

Diese Tests gelten als nicht ganz unbedenklich, denn man provoziert dabei gewollt eine allergische Krankheit, um daraus die sichere Diagnose zu stellen. Zwar verabreicht man die verdächtigen Allergene in geringen Dosen, damit es nicht zu heftigen Reaktionen kommt, aber sicher voraussehen läßt sich das nicht. Bei sehr empfindlichen Menschen können starke Symptome wie beim Allergenkontakt im Alltag auftreten, die rasch behandelt werden müssen. Zum Teil entwickelt sich eine heftige Reaktion erst Stunden nach dem Test; deshalb empfiehlt es sich, die Provokationstests in einer Klinik durchführen zu lassen, damit auch solche Spätreaktionen sofort behandelt werden können.

Nicht ganz unbedenklich

Starke Symptome bei empfindlichen Menschen

Zum Test werden die verdächtigen Allergene dort verabreicht, wo gewöhnlich allergische Symptome auftreten. Bei Heuschnupfen sprüht man die Allergene zum Beispiel in die Nase und/oder träufelt sie in die Augen, bei Asthma atmet man sie ein, bei Lebensmittelallergien verzehrt man die verdächtigen Nahrungsmittel.

Allergene werden dort verabreicht, wo die Symptome auftreten

Als Reaktion treten die gewohnten Symptome der Allergie auf. Das kann bereits nach wenigen Minuten, aber auch erst nach längerer Zeit geschehen. Nicht selten kommt es zunächst zur leichten Erstreaktion, der nach Stunden eine stärkere bis heftige Zweitreaktion folgen kann.

Leichte Erstreaktion

Die mögliche Gefährdung durch Provokationstests schließt die routinemäßige Durchführung aus. Man wendet sie nur dann an, wenn anders keine zuverlässige Diagnose gestellt werden kann.

Keine routinemäßige Durchführung

RAST-Test

Dieser relativ neue Allergietest (RAST = Abkürzung für Radio-Allergo-Sorbent-Test) wird im Labor durchgeführt. Man verwendet dazu radioaktiv markierte Antiseren gegen Immunglobuline E (IgE), die sich im Blut des Allergikers vermehrt befinden können. Der Körper wird dadurch nicht radioaktiv belastet, die radioaktiven Antiseren vermischt man nämlich im Reagenzglas (also außerhalb des Körpers) mit der Blutprobe des Allergikers.

Radioaktiv markierte Antiseren

Der RAST gibt Auskunft darüber, ob sich die IgE-Werte im Normbereich befinden oder erhöht sind, wie es bei Allergien häufig vorkommt. Ferner beurteilt man, wie stark die Testreaktion abläuft. Bei IgE-Werten unter 20 Einheiten in 1 ml Blut liegt kaum eine Allergie vor, bei Werten über 100 Einheiten besteht sehr wahrscheinlich eine allergische Krankheit. Die Reaktionsstärke unterteilt man in die Klassen RAST 0–4; dabei bedeutet RAST 0 keine Allergie, RAST 1–2 Allergieverdacht, der auf andere Weise genauer untersucht werden muß, und RAST 3–4 mit hoher Wahrscheinlichkeit eine allergische Erkrankung.

Sind die IgE-Werte im Normbereich?

Wie stark läuft die Testreaktion ab?

Da die IgE-Werte bei Allergien aber nicht unbedingt erhöht sein müssen, liefert der RAST nicht immer zuverlässige Ergebnisse. In erster Linie weist man damit Pollen-, Hausstaub- und Schimmelpilzallergien nach, bei den anderen Allergenen fallen die Testergebnisse nicht so genau aus. Da der Test überdies hohe Kosten verursacht, wird er vorwiegend in unklaren Fällen eingesetzt, damit andere diagnostische Ergebnisse abgesichert werden können. Zur Routineuntersuchung kommt der RAST nicht in Frage.

Nicht immer zuverlässige Ergebnisse

Hohe Kosten

Allergen-Suchkost

Beim Verdacht auf eine Allergie gegen Lebensmittel und/oder -zusatzstoffe führen die üblichen Allergietests oft nicht zu genauen Ergebnissen. Die häufig durch Nahrungsmittel und -zusätze erzeugten Pseudoallergien lassen sich durch die Tests überhaupt nicht feststellen. In solchen unklaren Fällen kann zur zuverlässigen Diagnose eine langwierige, umständliche Allergen-Such-(Probe-)kost erforderlich werden. Sie wird stets vom Therapeuten verordnet, manchmal sogar in der Klinik durchgeführt, nie zur Selbsthilfe verwendet.

Wird stets vom Therapeuten verordnet

Einleitend wird für 10–14 Tage eine allergenarme Kost verordnet, die aus wenigen Lebensmitteln besteht und normalerweise keine allergischen Reaktionen hervorruft. Dadurch werden alle Allergene aus dem Körper entfernt.

Wenn nach 10–14 Tagen keine allergischen Symptome mehr bestehen oder die Beschwerden sich zumindest deutlich besserten, spricht das dafür, daß sich vorher Allergene in der gewohnten Kost befanden.

10–14 Tage allergenarme Kost

Diese müssen nun im 2. Teil des Tests genau ermittelt werden. Dazu erweitert man die einleitende allergenarme Kost Schritt für Schritt durch jeweils ein zusätzliches Lebensmittel und beobachtet danach, ob darauf wieder eine allergische Reaktion auftritt. So probiert man nach und nach alle gebräuchlichen Lebensmittel aus, bis alle individuell verträglichen und unverträglichen sicher nachgewiesen wurden. Die unverträglichen müssen strikt gemieden werden, bis die allergische Erkrankung ausheilt.

2. Schritt des Tests

Wenn die allergenarme Kost der ersten 10–14 Tage die Symptomatik nicht beeinflußt, liegt entweder keine Lebensmittelallergie vor, oder die Allergene befanden sich doch in der Probekost. Dann muß der Therapeut entscheiden, welche weiteren diagnostischen Methoden anzuwenden sind. Zum Teil kann der aus der Aids-Diagnostik bekannte ELISA-(Abkürzung für Enzyme-Link-Immunosorbent-Assay-)Test durchgeführt werden. Er weist erhöhte Immunglobulin-G-(IgG-) Werte im Blut nach. Diese IgG kommen bei Nahrungsmittelallergien häufig vermehrt vor.

ELISA-Test

Heuschnupfen – die häufigste Allergie

Häufigste allergische Krankheit

Der Heuschnupfen gilt heute als die häufigste allergische Krankheit. Vor allem bei Kindern und Jugendlichen nimmt er offensichtlich stetig zu, aber auch Erwachsene erkranken inzwischen wesentlich häufiger daran. Es gibt wohl kaum noch jemand, in dessen Verwandtschaft oder Bekanntenkreis sich kein Heuschnupfenpatient befindet.

Ursachen des Heuschnupfens

Ursachen sind noch nicht restlos aufgeklärt

Die Ursachen dieser Entwicklung sind noch nicht restlos aufgeklärt. Erbanlagen scheinen nicht mehr so wichtig wie früher, Umweltschadstoffe und die übliche falsche Ernährungs- und Lebensweise spielen vermutlich die Hauptrolle. Hinzu kommen nach neueren Erkenntnissen in vielen Fällen (immer?) seelische Einflüsse, die ebenfalls erst teilweise zu erklären sind.

Naturgemäß erschweren die vielen offenen Fragen die genaue Diagnose der Ursachen des Heuschnupfens und eine gezielte Therapie. Trotzdem gibt es genügend Heilverfahren, die nicht allein die Symptomatik unterdrücken, sondern auch gegen die Krankheitsursachen wirken.

Körperliche Krankheitsursachen

Obwohl sich die Hinweise auf eine psychosomatische Komponente beim Heuschnupfen mehren, darf man die Krankheit natürlich nicht allein aus seelischen Einflüssen zu erklären versuchen. Wahrscheinlich verhält es sich so, daß zuerst körperliche Ursachen bestehen müssen, ehe seelische Faktoren den Heuschnupfen begünstigen können.

Pollen als Auslöser

Die Bezeichnung Heuschnupfen trifft streng genommen nicht ganz zu. Die Betroffenen reagieren nicht allergisch auf Heu, sondern auf Pollen (männliche Samenzellen) von Gräsern, Sträuchern und Bäumen, die während der Blütezeit dieser Pflanzen verbreitet werden. In selteneren Fällen wird die Allergie auch durch die Duftstoffe der Blüten ausgelöst. Medizinisch bezeichnet man die Erkrankung als *Pollinose*.

Reaktion auf Pollen

Pollinose

Pollen kommen fast das ganze Jahr über in der Luft vor. Bei mildem Winterwetter tauchen die ersten (vor allem von Erlen und Haselsträuchern) bereits im Januar auf und erzeugen bei entsprechender Überempfindlichkeit allergische Reaktionen. Im Herbst kann der Pollenflug bei mildem Wetter bis in den November hinein andauern.

Das bedeutet aber nicht, daß jeder Pollenallergiker nun vom zeitigen Frühjahr bis in den späten Herbst an Symptomen zu leiden hat. Niemand reagiert gegen alle Pollen überempfindlich, bei manchen besteht die Allergie nur gegen einzelne pflanzliche Samenzellen. Allerdings gibt es auch Menschen, die auf die meisten Pollenarten allergisch reagieren. Nachweisen läßt sich das durch die weiter vorne beschriebenen Allergietests.

Niemand reagiert gegen alle Pollen überemfindlich

Der Krankheitsverlauf hängt mit davon ab, gegen welche Pollen eine Allergie besteht und wann diese sich in der Luft befinden. Im Frühjahr und Frühsommer, wenn die meisten Pflanzen blühen, tritt Heu-

Im Frühjahr und Frühsommer am häufigsten

schnupfen naturgemäß besonders häufig auf. Unter den zahlreichen Pollen, die sich in dieser Zeit in der Luft befinden, kommen meist auch unverträgliche vor. Nach dieser Hauptflugzeit der Pollen kann der Heuschnupfen für dieses Jahr überstanden sein. Nicht selten kehrt er im weiteren Verlauf des Jahres aber nochmals zurück, wenn im Sommer oder Herbst andere unverträgliche Pollen in die Luft gelangen. Zum Teil beginnt die Krankheit auch erst im Sommer oder frühen Herbst, wenn speziell gegen die dann vorhandenen Pollen eine Allergie besteht.

Manchmal beginnt die Krankheit erst im Sommer oder Herbst

In besonders ungünstigen Fällen mit Überempfindlichkeit gegen sehr viele Pollen, die sich zu verschiedenen Zeiten in der Luft befinden, kann der Heuschnupfen im Januar/Februar beginnen und – mit Unterbrechungen – bis in den späten Herbst dauern. Dann fällt auch eine gezielte Hyposensibilisierung schwer, weil man dabei kaum alle Pollen erfassen kann.

Informationen durch Radio und Zeitungen

Heute findet man in Zeitungen und Rundfunksendungen während der Pollenflugzeit regelmäßig Hinweise darauf, welche Pollen gerade in der Luft vorkommen. Wer weiß, gegen welche Arten eine Allergie besteht, kann mit Hilfe dieser Informationen versuchen, den Allergenen so gut wie möglich aus dem Weg zu gehen, sich zum Beispiel nur selten im Freien aufhalten und die Nähe blühender Pflanzen vermeiden (s. a. Pollenflugkalender, S. 169 f.).

Dauernd und völlig läßt sich der Kontakt mit den allgegenwärtigen Pollen jedoch nie vermeiden. Dazu müßte man unter einer Glasglocke oder in einer Art Raumfahrtanzug leben und nur gefilterte Luft einatmen. Das wird in schweren Fällen manchmal sogar praktiziert, aber auf Dauer kann eine solche Allergiekarenz natürlich nie durchgehalten werden.

Überreaktion des Immunsystems

Pollen sind nicht die Ursache von Heuschnupfen

Pollen lösen Heuschnupfen und andere Pollinosen (wie Asthma) zwar aus, dürfen aber nicht mit den Ursachen verwechselt werden. Bei Nicht-Allergikern verursachen die Pollen bekanntlich keine Symptome, sondern werden reaktionslos vertragen. Zwar kommt es auch bei ihnen zur Allergen-Antikörper-Reaktion, aber die Antikörper sind nur in geringer Menge vorhanden und reagieren unbemerkt mit den Pollenallergenen.

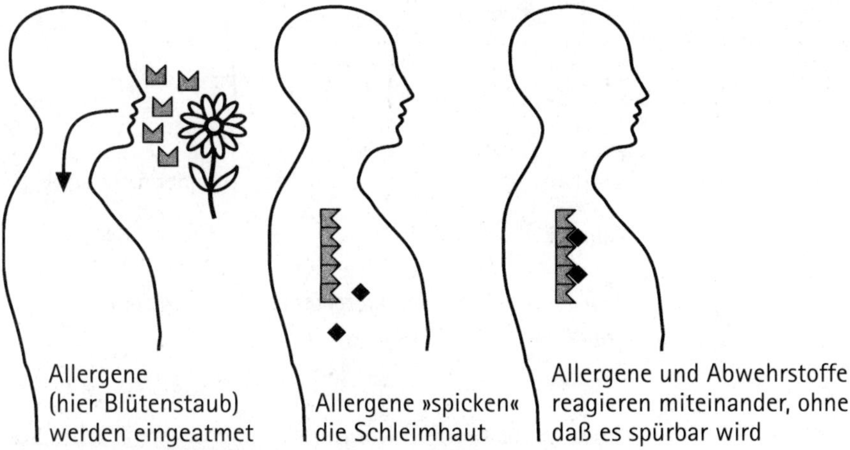

Allergen-Antikörper-Reaktion bei Gesunden

Der Allergiker reagiert unangemessen auf die Pollen

Ganz anders verhält es sich beim Allergiker. Infolge einer Störung des Immunsystems, deren Ursachen weiter vorne bereits erklärt wurden, reagiert er unangemessen auf die Pollen.

Sensibilisierung

Beim 1. Kontakt des Immunsystems mit den männlichen Samenzellen der Pflanzen kommt es zur Sensibilisierung. Dabei entstehen deutlich mehr Antikörper als beim Nicht-Allergiker. Das führt zwar noch nicht zu spürbaren Beschwerden, aber die Überempfindlichkeit als Voraussetzung der späteren allergischen Reaktionen ist damit entstanden.

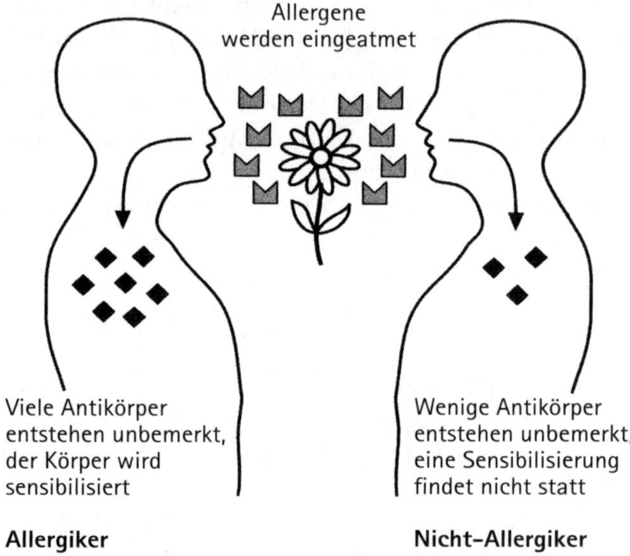

Sensibilisierung beim Allergiker im Vergleich zum Nicht-Allergiker

Latente Allergie

Im günstigsten Fall kommt der nach dem 1. Allergenkontakt sensibilisierte Allergiker nie mehr mit den unverträglichen Stoffen in Kontakt. Dann bleibt es bei der latenten Allergie, die keinerlei Symptome verursacht. Bei Pollen ist es praktisch allerdings ausgeschlossen, daß nach der Sensibilisierung der Kontakt dauernd vermieden werden kann. Da Pollen allgegenwärtig sind, kommt man zwangsläufig immer wieder mit ihnen in Berührung.

Sobald die Pollen erneut in den Körper gelangen, reagieren die reichlich vorhandenen und rasch zusätzlich gebildeten Antikörper mit ihnen. Es entsteht die unangemessene überschießende Allergen-Antikörper-Reaktion.

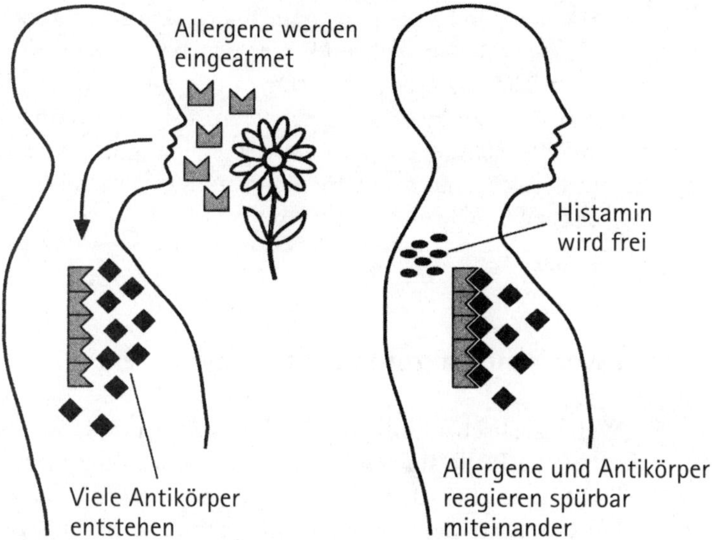

Allergen-Antikörper-Reaktion beim Allergiker

Dieser Vorgang führt allerdings noch nicht direkt zu den allergischen Symptomen. Die abnorme Reaktion aktiviert jedoch in den Haut- und Schleimhautzellen hormonartige Mediatoren (vor allem Histamin). Sie werden massenhaft freigesetzt und erzeugen unmittelbar die mehr oder minder heftigen allergischen Symptome.

Histamin wird aktiviert und erzeugt die allergischen Symptome

Da Heuschnupfen zu den allergischen Sofortreaktionen Typ I gehört, treten diese Beschwerden nach dem Allergen-(Pollen-)kontakt rasch auf. Hauptsächlich werden sie bei allergischem Schnupfen durch das Gewebshormon Histamin vermittelt.

Die Beschwerden treten rasch nach dem Kontakt auf

Erst die Störung der Immunfunktionen verursacht also die abnorme Allergen-Antikörper-Reaktionen, in deren Verlauf Mediatoren wie Histamin freigesetzt werden und die Allergiesymptome hervorrufen. Pollen und andere Allergene sind somit lediglich potentielle Auslöser, die nur bei gestörtem Immunsystem zu allergischen Beschwerden führen können.

Psychische Faktoren bei Heuschnupfen

Grundfrage

Wenn seelische Einflüsse bei Heuschnupfen eine ursächliche Rolle spielen können, erhebt sich die Frage: Stellt man bei den Betroffenen häufiger als beim Durchschnitt der Bevölkerung bestimmte psychische Entwicklungen, Merkmale der Persönlichkeit und Eigenarten des Verhaltens fest, die typisch bei Heuschnupfen sind? Daraus könnte man dann bessere Einblicke in die seelischen Krankheitsursachen gewinnen und spezifischer wirksame Psychotherapien entwickeln.

Man kann nicht davon ausgehen, daß bestimmte psychische Vorgänge zum Heuschnupfen führen

Eine Antwort auf diese Grundfrage fällt schwer und begünstigt Vorurteile. Mit Sicherheit kann man nach heutigem Kenntnisstand nicht einfach davon ausgehen, daß bestimmte psychische Inhalte und Vorgänge zwangsläufig zum Heuschnupfen führen. Einige seelische Besonderheiten, die man bei Heuschnupfen-Patienten (zum Teil auch bei anderen Allergieformen) überdurchschnittlich oft beobachtet, mögen aber im Einzelfall durchaus als psychische Krankheitsursachen in Frage kommen.

Keine Verallgemeinerung!

Eine Verallgemeinerung ist indes unzulässig, wird den individuellen Umständen des Einzelfalls nicht gerecht und begründet leicht hartnäckige Vorurteile. Nicht jeder Heuschnupfenkranke leidet zum Beispiel an sexuellen Problemen, nicht bei jedem Asthmatiker besteht eine gestörte Mutter-Kind-Beziehung. Klären läßt sich das immer nur im konkreten Einzelfall. Unter diesem Vorbehalt müssen die verschiedenen Theorien zu den möglichen psychischen Ursachen des Heuschnupfens verstanden werden. Einige davon sollen nun diskutiert werden.

Merkmale der Persönlichkeit

Eigenschaften, aus denen sich die allergischen Reaktionen des Immunsystems mit erklären lassen

Bei Allergikern beobachtet man überdurchschnittlich oft einige Eigenschaften, aus denen sich die allergischen Reaktionen des Immunsystems mit erklären könnten. Häufig verhalten sie sich zurückhaltend bis scheu, sehr höflich, achten auf Distanz und neigen dazu, sich abzusondern. Gefühle können sie nur schwer zum Ausdruck bringen, insbesondere Spontaneität erlebt man selten bei ihnen, weil sie übervorsichtig und mißtrauisch bleiben. Außerdem scheuen sie Berührungen und fürchten Verunreinigungen von außen.

Wirkung auf die Umwelt

Diese Eigenschaften lassen sie auf die Umwelt steif, langweilig, gefühlsarm und überheblich wirken. Tatsächlich befinden sich unter diesen Menschen aber viele mit überdurchschnittlicher Intelligenz und Sensibilität, die leicht verletzbar sind und deshalb ihr reiches Gefühlsleben hinter kühler Sachlichkeit und Korrektheit zu verbergen suchen. Dahinter steht ein hohes Schutzbedürfnis und eine unbestimmte Angst.

Der Einfluß, den diese psychischen Merkmale nehmen können, erklärt nachvollziehbar die allergischen Überreaktionen des Immunsystems. Die äußeren Einflüsse werden unbewußt und unkontrollierbar als »unrein« gefürchtet und abgelehnt. Das überträgt sich über das vegetative Nervensystem auf die Immunfunktionen und läßt sie unangemessen reagieren. Hinzu kommt, daß die Angst vor Verunreinigungen zur übertriebenen Hygiene veranlassen kann, bei der sich (wie bereits erklärt) das Immunsystem »langweilt« und jede Gelegenheit zum »Training« nützt.

Diese allgemeinen Merkmale der Allergiker-Persönlichkeit findet man in ähnlicher Form häufiger auch bei

Merkmale beim Heuschnupfenkranken

Heuschnupfenkranken. Schüchternheit, Überempfindlichkeit, übersteigerte Verletzlichkeit und Hemmungen behindern bei ihnen oft nachhaltig Intelligenz, Energie und Tatkraft. Hinzu kommen häufig noch zu kritische Einstellungen gegenüber sich selbst und der Mitwelt, verbunden mit übersteigerter Gewissenhaftigkeit, Pedanterie und Perfektionsstreben, was zur chronischen Unzufriedenheit führt. Vor ihren zu hohen Ansprüchen können die Betroffenen auf Dauer nie bestehen. Jeder Erfolg wird dadurch entwertet, jedes Scheitern zur persönlichen Katastrophe.

Wirkung auf die Mitwelt

Auf ihre Mitwelt wirken Heuschnupfenkranke oft verschlossen, unzugänglich und arrogant. Tatsächlich streben sie zwar nach Anerkennung der anderen, sehnen sich nach Kontakten, aber das können sie in ihrem Verhalten nicht vermitteln.

Merkmale beim Asthmatiker

Auch beim Asthmatiker beobachtet man die obigen Merkmale mehr oder minder ausgeprägt nicht selten. Besonders fällt bei ihm allerdings auf, daß er in einem tiefen inneren Zwiespalt steckt. Stärke, Eigenwilligkeit, Gewissenhaftigkeit und Ordnungsliebe stehen in auffälligem Widerspruch zur gleichfalls vorhandenen Nachgiebigkeit und Neigung zur Unterordnung. Das führt man auf das Unvermögen zurück, richtig mit Aggressivität umzugehen, sie an der Umwelt angemessen abzureagieren.

Wirkung auf die Mitwelt

Der Mitwelt erscheint der Asthmatiker häufig sehr korrekt, schweigsam, konservativ und ordentlich bis zur Pedanterie. Es fällt schwer, mit ihm eine soziale Beziehung aufzubauen, obwohl er sich im Grunde nach menschlicher Nähe sehnt. Oft fühlt er sich unverstanden und isoliert, wodurch sein soziales Verhalten zusätzlich gestört wird.

Zu oberflächliche Erkenntnisse

Alle diese Erkenntnisse erscheinen vorläufig noch zu oberflächlich. Sie erfassen nicht den Allergiker als Gesamtpersönlichkeit, sondern orientieren sich an einzelnen Merkmalen. Diese mögen noch so auffällig sein, sie vermitteln jedoch kein Bild von der Persönlichkeit insgesamt. Deshalb muß man sehr vorsichtig mit diesen Einsichten umgehen, darf sie keinesfalls unkritisch jedem Allergiker »anhängen«.

> Die beschriebenen Merkmale scheinen bei Allergiekranken häufiger vorzukommen, aber es gibt auch viele Allergiker, deren Persönlichkeit ganz anders strukturiert ist – und man findet genügend Nicht-Allergiker mit ähnlichen Eigenschaften. Die praktische Umsetzung der obigen Erkenntnisse in Diagnose und Therapie ist deshalb nur bedingt möglich.

Erziehungseinflüsse – Lernprozesse

Heuschnupfen kann allein aus psychischen Ursachen auftreten

Nach praktischer Erfahrung können Heuschnupfen und sogar akute schwere Asthmaanfälle unabhängig vom Kontakt mit Allergenen allein aus psychischen Ursachen auftreten. So provoziert zum Beispiel bereits der bloße Anblick potentieller Allergenträger, etwa das Foto eine blühenden Wiese, bei manchen Allergikern Symptome, die ähnlich schwer wie beim tatsächlichen Kontakt mit Allergenen ausfallen.

Iwan P. Pawlow

Unkonditionierter Reflex

Dieses Phänomen erklärt man vorläufig aus ungünstigen Lernprozessen im Lauf des Lebens. Sie wurden bereits von dem russischen Nobelpreisträger *Iwan P. Pawlow* (1849–1936) in seinen bekannten Versuchen mit Hunden erforscht. Aus dieser Sicht könnten Allergien zunächst mit einer nicht erlernten Reaktion (unkonditionierter Reflex) auf Allergene beginnen. Im weiteren Verlauf kann es dann zu Lernprozessen kommen, die einen konditionierten (bedingten) Reflex erzeugen.

Der Patient lernt, auf bestimmte Reize überempfindlich zu reagieren

Das bedeutet in der Praxis, daß der Patient regelrecht »lernt«, auf bestimmte Reize überempfindlich zu reagieren, auch wenn diese nicht tatsächlich, sondern nur in der Vorstellung vorhanden sind. Das Foto der blühenden Wiese als Allergenträger kann also allein auf Grund der damit verbundenen Vorstellungen die konditionierte allergische Reaktion provozieren. Diesen Ablauf kann man sich ungefähr so vorstellen wie die reflektorisch vermehrte Speichelbildung beim Gedanken an eine Speise, die Pawlow bei seinen Hunden nachwies.

Wissenschaftlich exakt bestätigt wurde diese Theorie allerdings noch nicht. Wahrscheinlich trifft sie aber zu – anders kann man sich jedenfalls vorläufig nicht erklären, weshalb allein die Vorstellung von Allergenen zu entsprechenden Symptomen führt.

Negative Einflüsse der Erziehung in der Kindheit

Andere ungünstige Lernprozesse können durch negative Einflüsse der Erziehung in der Kindheit und Jugend in Gang gesetzt werden. Diese Einwirkungen werden als so schmerzhaft empfunden, daß sie rasch unverarbeitet ins Unbewußte verdrängt und damit scheinbar vergessen werden. Tatsächlich bestehen sie aber fort und müssen durch die Selbstheilungsregulationen des Seelenlebens vollends bewältigt werden. Gelingt das nicht, wirken sie aus dem Unbewußten weiter, stören das gesamte Leben und können unter Umständen zu allergischen Krankheiten beitragen. Dieser Zustand ist besonders quälend, weil man die verdrängten Einflüsse nicht mehr bewußt erkennt und sich ihre Folgen deshalb nicht erklären kann.

Quälender Zustand

Ungünstige Einflüsse der Erziehung mit gestörter Eltern-(meist Mutter-)Kind-Beziehung kennt man bei Bronchialasthma schon seit geraumer Zeit. Deshalb gilt Asthma als typische psychosomatische Krankheit, was jedoch nicht immer zutrifft. Die Störung der Mutter-Kind-Beziehung beruht in erster Linie auf überbehütendem Verhalten der Mutter, deren Fürsorge das Kind symbolisch fast erstickt. Motiviert wird dieses Verhalten häufig durch eigene Ängste der Mutter, die sie auf das Kind überträgt.

Asthma gilt als psychosomatische Krankheit

Störung der Mutter-Kind-Beziehung

Hinzu kommt vielfach, daß das asthmatische Kind selbst in einem inneren Konflikt zwischen Bedürfnis nach Schutz und Fürsorge und Streben nach unabhän-

Innerer Konflikt beim asthmatischen Kind

giger Entwicklung steht. Mit dem Asthmaanfall bringt es zugleich den Wunsch nach mehr Beachtung und Zuwendung und die Abwehr gegen die Überfürsorge zum Ausdruck. Erst wenn dieser Konflikt wieder erkannt und verarbeitet wird, kann die dadurch mit verursachte asthmatische Krankheit dauerhaft ausheilen.

Beim Heuschnupfen werden psychische Ursachen kontrovers diskutiert

Beim Heuschnupfen werden psychische Ursachen noch kontrovers diskutiert, vielfach zieht man sie überhaupt nicht in Betracht. Mittlerweile gibt es aber auch für diese Krankheit genügend Hinweise auf eine psychosomatische Komponente. In erster Linie scheint eine Störung der frühkindlichen Sexualentwicklung vorzuliegen. Für einen Zusammenhang zwischen Nase und Sexualität gibt es verschiedene Anhaltspunkte:

Störung der frühkindlichen Sexualentwicklung

Zusammenhang Nase – Sexualität

- Beim Geschlechtsverkehr wird die Nasenschleimhaut verstärkt durchblutet.
- Heuschnupfenkranke leiden häufiger an Potenzstörungen und Frigidität (das gilt übrigens auch bei Asthma).
- Psychoanalytisch gilt die Nase als Symbol des männlichen Geschlechtsteils.

Schwierigkeiten der Eltern, mit der frühkindlichen Sexualität umzugehen

Die Störung der sexuellen Entwicklung im Kindesalter erklärt sich vorwiegend aus den Schwierigkeiten der Eltern, richtig mit der natürlichen frühkindlichen Sexualität umzugehen. Die erstmals von Sigmund Freud nachgewiesenen sexuellen Empfindungen bei Säuglingen und Kindern werden auch heute noch schwer akzeptiert. Deshalb reagieren Eltern, die selbst eine falsche Sexualerziehung erhielten, darauf nicht selten falsch, z. B. mit Verboten und Strafen. So entsteht beim Kind der Eindruck, seine Sexualität sei unnatürlich, verboten und »schmutzig«.

Unlösbarer Konflikt für das Kind

Daraus entwickelt sich ein für das Kind unlösbarer Konflikt: Es erlebt lustvoll seine sexuellen Empfindungen, weiß zugleich aber, daß die Eltern dies nicht billigen. Angst, Scham und Schuldgefühle sind die Folgen. Deshalb verlagert das Kind unbewußt seine sexuelle Neugierde auf andere Körperfunktionen, vor allem auf seine Ausscheidungen, die im Frühstadium der sexuellen Entwicklung von einiger Bedeutung sind. Damit sind Geruchswahrnehmungen verbunden, die an die Stelle der unterdrückten sexuellen Lustgefühle treten.

Das Unbewußte läßt sich nicht täuschen

Das Unbewußte läßt sich dadurch jedoch nicht täuschen, sondern erkennt die Verlagerung der sexuellen Neugierde. Zwar kommt es nicht mehr zu Angst, Scham und Schuldgefühlen, weil die Sexualität ja »verschoben« wurde, aber die an die Stelle sexueller Empfindungen tretenden Geruchswahrnehmungen können mit zur allergischen Überempfindlichkeit der Nasenschleimhaut beitragen – eine Art symbolische Bestrafung für die verlagerte Sexualität.

Geruchswahrnehmungen anstelle sexueller Empfindungen

Solche Theorien mögen auf Anhieb zu phantastisch anmuten, als daß man sie ernsthaft erwägen könnte. Sicherlich treffen sie längst nicht auf alle Heuschnupfenkranke zu. Aber sie werden doch durch praktische Erfahrungen schon ansatzweise bestätigt. Viele der Betroffenen erleben zum Beispiel, daß ihre Geruchsempfindlichkeit gesteigert wird, wenn sie unter Anspannung stehen; dann können auch Gerüche, die sonst problemlos vertragen werden, heftigen Heuschnupfen provozieren. Nach den oben vorgestellten Theorien erklärt sich das aus unbewußter Abwehr gegen solche Gerüche, die wie der Geruch der Ausscheidungen in der Kindheit mit sexueller Lust verbunden und als »schmutzig« empfunden werden.

Praktische Erfahrungen

> Man darf bei tiefenpsychologischen Erklärungen nie vergessen, daß unser Unbewußtes nicht den Gesetzen von Verstand und Logik folgt. Wenn man versucht, seine Inhalte logisch nachzuvollziehen, scheitert man zwangsläufig und muß zu der Ansicht gelangen, daß die Theorien unwahrscheinlich klingen.

Auch andere Erziehungsfehler können Heuschnupfen begünstigen

Abgesehen von sexuellen Fehlentwicklungen können auch andere Erziehungsfehler vermutlich Heuschnupfen begünstigen. Allerdings weiß man davon bisher zu wenig, als daß hier noch darauf eingegangen werden könnte; das müßte vorläufig noch Spekulation bleiben.

Streß, Konflikte und Probleme

Viele Heuschnupfenkranke wissen aus praktischer Erfahrung, daß sie nicht immer gleich stark auf die Allergene reagieren. Manchmal erzeugen die unverträglichen Stoffe nur leichte Symptome, die bald wieder verschwinden, zu einem anderen Zeitpunkt können die gleichen Allergenarten heftige und länger anhaltende Beschwerden hervorrufen.

Nicht immer gleich starke Reaktion auf Allergene

Diese Tatsache läßt sich bisher noch nicht endgültig erklären. Es scheint, daß Dauer und Stärke der allergischen Reaktionen häufig von der jeweiligen Stimmungslage abhängen. Innere Ruhe, Gelassenheit und positive Lebenseinstellung schwächen die allergischen Symptome meist ab. Verstärkt werden sie hingegen häufig durch Angst, Depressionen, Enttäuschungen, Unsicherheit, Konflikte und Probleme. Vermutlich führen diese Einflüsse zur Überreizung des Immunsystems sowie zu örtlichen Störungen der Gewebefunktionen, die das Krankheitsbild verschlimmern.

Stimmungsabhängige Reaktionen

Ferner diskutiert man, ob dabei auch Lernprozesse und ein Krankheitsgewinn (s. S. 75) eine Rolle spielen könnten. Vielleicht lernt der Patient, daß er Konflikten und Problemen ausweichen kann, indem er in die Allergie flüchtet. Das mag die Mitwelt dann veranlassen, aus Rücksicht auf den Kranken darauf zu verzichten, einen Konflikt offen auszutragen.

Lernprozesse und Krankheitsgewinn

Allgemein kann jede Form von *Streß* wahrscheinlich dazu beitragen, akuten Heuschnupfen auszulösen oder zu verschlimmern. Auch das läßt sich zum Teil wieder aus unbewußtem Krankheitsgewinn erklären; die Symptome der Allergie können die augenblickliche Belastung für einige Zeit vermindern, weil man einem Kranken ja keinen höheren Streß zumuten darf. Darüber hinaus bewirkt Streß körperliche Veränderungen, die ebenfalls die Beschwerden verschlimmern können, vor allem:

Streß

Körperliche Veränderungen durch Streß

- Vermehrte Ausschüttung von »Notstandshormonen« (wie Adrenalin) aus den Nebennieren, die viele Körperfunktionen so verändern, daß der Streß bald bewältigt wird; damit könnte auch eine Überreizung des Immunsystems verbunden sein, die allergische Symptome auslöst oder verschlimmert.

Erhöhter Histamingehalt

- Erhöhter Histamingehalt im Blut, in Geweben und Organen bei akutem Streß; da Histamin bei Allergien eine maßgebliche Rolle als Mediator spielt, erklärt auch diese Streßfolge die Verschlimmerung allergischer Symptome mit.

Wahrscheinlich kann Streß auch noch auf andere Weise den Verlauf des Heuschnupfens beeinflussen, weil zahlreiche Körperfunktionen dadurch verändert werden. Dazu liegen bisher aber zu wenig gesicherte Erkenntnisse vor.

Soziale Fragen

Bedeutung ist noch weitgehend ungeklärt

Wunsch nach Zuwendung und Anerkennung

Die Bedeutung sozialer Einflüsse bei Heuschnupfen ist noch weitgehend ungeklärt. Man darf aber annehmen, daß sie ebenfalls mit über den Krankheitsverlauf entscheiden können. Viele Heuschnupfenkranke scheinen zum Beispiel instinktiv sehr gut zu erkennen, was die Mitwelt von ihnen erwartet, wie sie den anderen gefallen können, um mehr Zuwendung und Anerkennung zu erwerben. Diesen Erwartungen passen sie sich häufig kritiklos übermäßig an und unterdrücken dafür viele individuelle Bedürfnisse, Ziele, Wünsche und Erwartungen.

Streben nach einer vollkommenen Harmonie

Diese Einstellung strebt im Grunde nach einer idealistischen vollkommenen Harmonie in den sozialen Beziehungen. Die Patienten wollen mit ihren sozialen Bezugspersonen eins werden, sich völlig mit ihnen identifizieren, auch wenn sie dafür wesentliche Teile ihrer eigenen Persönlichkeit unterdrücken müssen. In der Realität funktioniert diese Selbstaufgabe jedoch nie in der erhofften Weise. Zwar gelten solche Menschen als »pflegeleicht« im Umgang mit anderen, aber auf Dauer wird das nicht honoriert. Die Mitwelt bemerkt instinktiv die übermäßige Anpassung, wird mißtrauisch und nimmt diese Menschen nicht richtig ernst. Oberflächliche soziale Beziehungen mit ihnen mögen angenehm sein, weil es kaum zu Konflikten und Problemen kommt, aber eine tiefere Beziehung läßt sich schwerlich aufbauen. Dazu bedarf es eines Spannungsfeldes zwischen den unterschiedlichen Partnern, das die Heuschnupfenkranken in ihrem übersteigerten Harmoniebedürfnis eben zu vermeiden suchen.

Wirken auf die Mitwelt

Die sozialen Probleme, die sich für den Allergiker aus der obigen Fehleinstellung ergeben, belasten psychisch so schwer, daß ernste seelische Krankheiten drohen. Um diese zu verhüten, werden die Schwierigkeiten auf den Körper übertragen, z.B. als Heuschnupfen. So wird ein Gleichgewichtszustand geschaffen, der vielleicht ein Leben lang anhält, aber auch zusammenbrechen kann.

Ernste seelische Krankheiten drohen

Paradoxerweise wird diese mühsam erhaltene Balance gerade durch die erfolgreiche körperliche Therapie des Heuschnupfens gefährdet. Sobald nämlich die Krankheit unterdrückt wurde, kann sie das Seelenleben nicht mehr vor den Folgen der sozialen Fehleinstellungen schützen. Das Gleichgewicht zerbricht, und eine ernste psychische Krise kann sich einstellen. Dem beugt man am besten vor, indem die körperliche Therapie des Heuschnupfens durch psychologische Hilfen ergänzt wird.

Eine erfolgreiche Therapie gefährdet die Balance

Aber auch hier gilt wieder die Warnung vor unzulässiger Verallgemeinerung. Zwar scheinen soziale Probleme der oben beschriebenen Art bei Heuschnupfen häufiger zu bestehen, aber es gibt auch viele sozial unauffällige Patienten ohne übertriebene Anpassung.

Unbewußter Krankheitsgewinn

Wenn das Seelenleben körperliche Beschwerden erzeugt, steht dahinter nicht selten ein Krankheitsgewinn, also ein Vorteil, den der Patient daraus zieht. Das bedeutet aber keinesfalls, daß Symptome simuliert oder übertrieben dargestellt werden. Dem Patienten wird überhaupt nicht bewußt, daß er aus seiner Erkrankung auch Vorteile zieht, das erkennt er meist erst im Verlauf einer Psychotherapie. Deshalb darf man ihn weder direkt mit dieser Tatsache konfrontieren noch ihm deshalb Vorwürfe machen und unlautere Absichten unterstellen.

Freilich bedeutet das auch nicht, dem Kranken jegliche Freiheit zu belassen, ihm jeden Streß, jede Anstrengung und jede Pflicht zu ersparen. Trotz seiner Krankheit lebt er nicht in einem Schonraum und genießt keine »Narrenfreiheit«. Er muß so weit wie möglich ein normales Leben mit allen Rechten, Pflichten und Verantwortungen führen. Nur unter dieser Voraussetzung wird er bald wieder verlernen, seine Erkrankung unbewußt mit einem Krankheitsgewinn in Beziehung zu setzen.

Unterschiedlichste Gewinne und Vorteile aus der Krankheit

Aus seiner Erkrankung kann der Betroffene die unterschiedlichsten Gewinne und Vorteile ziehen. Das richtet sich vor allem nach seinen konkreten Lebensumständen und der Persönlichkeit.

Oft geht es unbewußt darum, vor unzumutbaren Ansprüchen der Mitwelt zu fliehen, übersteigerte Erwartungen der anderen abzuwehren, sich Verpflichtungen und Verantwortungen zu entziehen. Dem Patienten gelingt es nicht, solche Anforderungen offen abzuweisen, aber er will und kann ihnen auch nicht entsprechen.

Indem er als Reaktion allergische Symptome entwickelt oder verstärkt, kann er die anderen oft zu mehr Rücksichtnahme und Verzicht auf Ansprüche, Erwartungen und Verpflichtungen veranlassen.

Ferner kann die allergische Symptomatik dabei helfen, eigene Bedürfnisse gegen äußere Widerstände durchzusetzen. Einem kranken Allergiker wird man mehr Toleranz entgegenbringen, man läßt ihn eher als Gesunde gewähren. So kann der Patient auf relativ einfache Weise Ziele, Wünsche und Absichten realisieren, die er als Gesunder nur gegen erheblichen Widerstand der Mitwelt durchsetzen könnte.

Mehr Aufmerksamkeit, Zuwendung und Fürsorge erlangen

Schließlich kann der Krankheitsgewinn darin bestehen, mehr Aufmerksamkeit, Zuwendung und Fürsorge der Mitwelt zu erlangen. Erfahrungsgemäß gelingt das allerdings nur für eine gewisse Zeit. Irgendwann stumpft die Mitwelt ab und reagiert nicht mehr in der unbewußt erhofften Weise.

Die Allergie wird eingesetzt, um andere zu manipulieren

Die Allergie wird beim Krankheitsgewinn also eingesetzt, um sich selbst zu schützen oder andere zu manipulieren. Das erscheint auf den ersten Blick moralisch verwerflich. Aber man darf dabei nicht übersehen, daß die Motive dieses Verhaltens zumindest anfangs aus dem Unbewußten stammen und dem Patienten weder bewußt sind noch willentlich von ihm kontrolliert werden können. Darin kommt tiefe Verunsicherung, mangelndes Selbstwertgefühl und oft genug auch Angst zum Ausdruck. Die Krankheit wird benutzt, um sich selbst zu behaupten und durchzusetzen, weil man sich das auf übliche Weise nicht zutraut.

Tiefe Verunsicherung und mangelndes Selbstwertgefühl

Man darf den Heuschnupfenkranken nicht verurteilen

Verurteilen darf man den Heuschnupfenkranken deshalb keinesfalls. Das hilft keinem der Beteiligten und könnte die Beschwerden noch verschlimmern. Das angemessene Verhalten der Mitwelt besteht vielmehr darin, dem Allergiker wohl den Status eines Kranken mit allen Rechten und Pflichten zuzubilligen, ihn deshalb aber nicht gleichsam »in Watte zu packen«. Er muß lernen, trotz der Krankheit sein Leben so normal wie möglich zu führen, den Heuschnupfen nicht als Mittel zum Zweck und als »Waffe« gegen die anderen einzusetzen.

Er muß lernen, trotz Krankheit sein Leben so normal wie möglich zu führen

Psychotherapeutische Behandlung ist angezeigt

Da der Krankheitsgewinn häufig auf zu hohe seelisch-geistige Belastung und/oder psychische Störung hinweist, kann es angezeigt sein, eine psychotherapeutische Behandlung einzuleiten. Dabei erkennt der Patient, welchen Gewinn er aus dem Heuschnupfen zieht und welche Motive dahinter stehen. Häufig wird vor allem seine Selbstsicherheit und sein Selbstvertrauen zu trainieren sein, damit er wieder in die Lage versetzt wird, sich ohne Rückzug in die Krankheit zu behaupten und durchzusetzen.

Auch Nicht-Allergiker gebrauchen manchmal eine Krankheit als Ausrede

Im übrigen sollte man nicht vergessen, daß auch Nicht-Allergiker zuweilen eine Krankheit als Ausrede gebrauchen, um sich zum Beispiel unangenehmen Verpflichtungen zu entziehen. Das erfolgt dann allerdings bewußt und hat nichts mit dem unbewußten Krankheitsgewinn des Heuschnupfenkranken zu tun.

Verlauf des Heuschnupfens

Kein einheitlicher Verlauf

Die Pollenallergie der Nasenschleimhaut verläuft nicht einheitlich. Hauptsächlich richtet sich das nach der individuell unterschiedlichen Störung des Immunsystems und den im Einzelfall unverträglichen Pollenarten. Einige Gemeinsamkeiten lassen sich aber doch bei allen Betroffenen erkennen und grenzen den Heuschnupfen gegen andere allergische Krankheiten ab.

Beginn der Krankheit

Beginn häufig im Kindesalter

Meist ungünstige Erbanlagen

Der Heuschnupfen beginnt auch heute noch häufig im Kindesalter vor der Pubertät. Bei diesem typischen Krankheitsverlauf bestehen meist ungünstige Erbanlagen; sie vererben den Heuschnupfen zwar nicht direkt, aber die Neigung dazu (oder auch zu anderen allergischen Krankheiten). Deshalb stellt man bei diesen Patienten oft eine familiäre Vorbelastung fest. Das heißt, die Eltern, Geschwister und/oder entferntere Verwandte leiden ebenfalls an Heuschnupfen und/oder anderen Allergien.

Seit geraumer Zeit beobachtet man allerdings, daß

der Heuschnupfen vermehrt erst bei Erwachsenen beginnt (selten nach dem 40./45. Lebensjahr). Auch in solchen Fällen können Erbanlagen als Grundursache bestehen, die aber nicht schon vor der Pubertät zum Krankheitsbeginn führten. Aus welchen Gründen sie so lange latent (verborgen) bleiben und was schließlich doch noch die akute Krankheit auslöst, läßt sich oft nicht mehr genau nachweisen.

Vermehrt erst bei Erwachsenen

Manchmal mögen psychische Krisen als Auslöser wirken, vielleicht aber auch chronische Belastungen durch Umweltschadstoffe oder die »Langeweile« des Immunsystems bei übertriebener Hygiene. Schließlich kann man sich vorstellen, daß die übliche falsche Ernährungs- und Lebensweise nach einiger Zeit die Immunfunktionen derart stört, daß eine Veranlagung zu allergischen Reaktionen durchbricht.

Mögliche Ursachen

Inzwischen gibt es aber auch genügend Heuschnupfenkranke, bei denen sich keine Anhaltspunkte für eine erbliche Vorbelastung ergeben. Bei ihnen beginnt die Erkrankung wahrscheinlich nur durch den Einfluß äußerer Faktoren, ergänzt vielleicht durch psychische Belastungen.

Wenn keine wirksame Therapie durchgeführt wird, kehrt der Heuschnupfen Jahr für Jahr wieder. Nicht selten verschlimmert sich das Krankheitsbild dann allmählich; die Symptome können stärker auftreten, die Zahl unverträglicher Pollenarten nimmt unter Umständen deutlich zu.

Jährliche Wiederkehr

Beim typischen Verlauf treten die ersten Beschwerden zeitig im Frühjahr auf, je nach Witterung und individueller Überempfindlichkeit bereits im Januar/Februar. Es gibt aber auch Patienten, die erst auf die Pollen reagieren, die im Sommer oder Frühherbst in der Luft vorhanden sind. Zum Teil beginnt der Heuschnupfen im Frühjahr, klingt dann ab und setzt nochmals im Sommer oder Herbst ein; diesen Verlauf beobachtet man insbesondere bei den Patienten, die auf viele Pollenarten überempfindlich reagieren.

Erste Beschwerden im Frühjahr

Dauer der Beschwerden

Zwischen dem 20. und 50. Lebensjahr treten die stärksten allergischen Symptome auf

Wenn der Heuschnupfen beim typischen Verlauf in der Kindheit beginnt, verschlimmert sich das Krankheitsbild später oft. Zwischen dem 20. und 50. Lebensjahr treten in der Regel die stärksten allergischen Symptome auf. Danach verläuft der jährliche Heuschnupfen allmählich milder. Im höheren Alter (etwa nach dem 65. Lebensjahr) kann er schließlich von selbst ausheilen.

Bei gezielter Ganzheitstherapie kann die Krankheit vollständug ausheilen

Natürlich gilt das nur, wenn die Krankheit nicht behandelt wird. Bei gezielter Ganzheitstherapie gelingt es meist, die Erkrankung nach einiger Zeit vollständig auszuheilen oder zumindest die Symptomatik dauerhaft deutlich abzuschwächen, bis sie mit zunehmendem Alter von selbst verschwindet. Allerdings erreicht man das nur, wenn sich die Therapie nicht auf bloße Unterdrückung der Symptomatik beschränkt, sondern auch die Ursachen erfaßt.

Jährliche Dauer der Beschwerden

Die jährliche Dauer der Beschwerden hängt wiederum von der individuellen Unverträglichkeit ab. Wer nur auf wenige Pollenarten überempfindlich reagiert, leidet lediglich während der kurzen Blütezeit der entsprechenden Pflanzen an Beschwerden, im günstigsten Fall vielleicht nur 2–4 Wochen lang.

Bei anderen Allergikern, die auf viele Pollenarten ansprechen, können die Symptome monatelang dauern; sie beginnen dann meist im Frühjahr und enden zum Teil erst im Spätherbst, wenn sich keine Pollen mehr in der Luft befinden.

Schließlich gibt es Patienten, bei denen die Symptome des Heuschnupfens mehrmals im Jahresverlauf neu einsetzen und jeweils nur kurze Zeit dauern. In solchen Fällen reagieren die Betroffenen auf Pollen allergisch, die sich zu verschiedenen Jahreszeiten in der Umwelt befinden.

Die typische Symptomatik

Die Beschwerden des Heuschnupfens werden ausgelöst, wenn Pollen von Gräsern, Sträuchern und Bäumen, seltener die Duftstoffe der Blüten, in die Nase gelangen. Dann kommt es zur heftigen Allergen-Antikörper-Reaktion mit Freisetzung von Mediatoren (vor allem Histamin), die unmittelbar für die Symptome verantwortlich sind.

Auslöser der Beschwerden

Typisch beim Heuschnupfen ist vor allem der kurz nach dem Allergenkontakt plötzlich eintretende heftige Schnupfen mit dauerndem Niesreiz und klarem Ausfluß aus der Nase. Nach einigen Stunden wird die Nasenatmung durch Schleimhautschwellung und dickflüssiges Sekret stark behindert.

Heftiger Schnupfen mit dauerndem Niesreiz

Behinderung der Nasenatmung

Diese typischen Beschwerden des Heuschnupfens werden begleitet von Bindehautentzündung mit brennenden, lichtscheuen Augen und Tränenfluß. Oft kommen unterschiedlich starke Kopfschmerzen hinzu, zum Teil auch Heufieber mit mäßigem Anstieg der Körpertemperatur. In schweren Fällen kann höheres Fieber auftreten; dann entstehen außerdem Schwellungen im Gesicht und an der Milz.

Begleitbeschwerden

Hohes Fieber in schweren Fällen

Nach einigen Tagen bis 3 Wochen seit Beginn des akuten Heuschnupfens stellen sich unter Umständen asthmaartige Zustände ein. Später kann als Komplikation Bronchialasthma (s. S. 83) entstehen, der Heuschnupfen bessert sich dann oft oder heilt völlig aus.

Bronchialasthma als Komplikation

Die Symptome des Heuschnupfens sind nicht akut gefährlich, sondern entsprechen meist einem akuten starken Schnupfen, wie er auch bei einer Erkältung besteht. Subjektiv werden die Beschwerden aber meist als unangenehm bis quälend empfunden, insbesondere bei längerer Dauer.

Unangenehm bis quälend

Meist gelingt es aber, die Symptomatik durch fachlich verordnete Medikamente gut zu unterdrücken, um dem Patienten die Zeit bis zum Erfolg der ursächlich wirksamen Therapie zu erleichtern. Man muß sich dabei jedoch stets bewußt bleiben, daß dadurch keine

Unterdrückung der Symptomatik durch Medikamente

Ergänzung durch geeignete Naturheilverfahren

Heilung, sondern eben nur Unterdrückung der Beschwerden erreicht wird. Die Linderung der Symptomatik muß also ergänzt werden durch geeignete Naturheilverfahren, die das Immunsystem allmählich wieder normalisieren.

Frühzeitige Therapie ist wichtig

Eine frühzeitige Therapie des Heuschnupfens empfiehlt sich unbedingt, selbst wenn er nur mit erträglichen kurzen Beschwerden verläuft. Es besteht nämlich immer die Gefahr, daß sich eine Komplikation (vor allem Asthma) einstellt, die zu Dauerschäden an den Atmungsorganen führen kann.

Allergischer Dauerschnupfen als Sonderform

Perenniale Rhinitis

Der allergische Dauerschnupfen, medizinisch als *perenniale Rhinitis* bezeichnet, wird oft lange Zeit nicht eindeutig als Allergie erkannt. Dementsprechend behandelt man diese Krankheit häufig falsch und erzielt keine anhaltende Besserung, sondern unter Umständen sogar Verschlimmerung der Symptomatik.

Charakteristisch sind Niesanfälle

Charakteristisch für den allergischen Dauerschnupfen sind Niesanfälle, die in unterschiedlich langen Abständen immer wiederkehren. Auslösend wirken manchmal bewußt wahrnehmbare Reizstoffe (z.B. Haushaltschemikalien) oder sogar nur das Einatmen kalter Luft, aber das darf nicht mit den Allergenen verwechselt werden. Die eigentlichen Allergieauslöser sind vor allem Pollen, Hausstaub und andere Stäube, denen man zum Beispiel im Beruf (etwa Mehlstaub bei Bäckern) ausgesetzt ist. Nachweisen lassen sie sich nur durch Allergietests.

Allergieauslöser

Ständig verlegte Nasenatmung und chronische Kopfschmerzen

Bei einem Teil der Betroffenen äußert sich der allergische Dauerschnupfen in erster Linie durch ständig (besonders stark morgens) verlegte Nasenatmung und chronische Kopfschmerzen, Niesanfälle treten dann selten auf. In solchen Fällen wird oft überhaupt nicht an eine allergische Ursache gedacht.

Von der perennialen Rhinitis zu unterscheiden sind

ähnliche Krankheitsbilder ohne allergische Ursachen. Dazu kommt es vor allem bei chronisch geschädigter Nasenschleimhaut (oft Folge des längeren Gebrauchs schleimhautabschwellender Nasensprays und -salben) oder aus seelisch-nervösen Gründen. Manchmal besteht auch eine nicht-allergische Überreaktion auf Alkohol als Grundursache. Das muß durch gründliche Untersuchungen genau abgeklärt werden, weil sonst keine spezifische Behandlung möglich ist.

Krankheitsbilder ohne allergische Ursachen

Komplikationen bei Heuschnupfen

Die Störungen der Immunfunktionen, die Heuschnupfen verursachen, können im Verlauf der Krankheit noch andere Allergien begünstigen. Oft läßt der Heuschnupfen dann deutlich nach oder heilt völlig aus, eine neue allergische Erkrankung tritt an seine Stelle. In erster Linie drohen solche Komplikationen naturgemäß, wenn die Therapie des Heuschnupfens sich auf die Unterdrückung von Symptomen beschränkt, weil dadurch die Neigung zu Allergien nicht beseitigt wird.

Bronchialasthma – die häufigste Folge

Als häufigste und gefürchtetste Komplikation des Heuschnupfens kann sich im Lauf von Jahren Asthma bronchiale entwickeln. Rund ⅓ aller Patienten leiden an dieser Folge. Der Heuschnupfen kann dann völlig ausheilen, zumindest aber abgeschwächt verlaufen, im Vordergrund steht jetzt das Asthma. In seltenen Fällen besteht zuerst Asthma durch Pollenüberempfindlichkeit, daraus entsteht dann im Verlauf von Jahren erst der Heuschnupfen.

Häufigste und gefürchtetste Komplikation

⅓ aller Patienten leiden daran

Bronchialasthma gehört in den westlichen Industrienationen zu den häufigen Krankheiten, etwa 3 % der Bevölkerung leiden daran. Aber nicht immer besteht ein Zusammenhang mit Heuschnupfen, auch unabhängig davon tritt Asthma auf.

Störungen des Immunsystems die Hauptursache

Es muß auch nicht unbedingt durch eine Allergie verursacht werden, bei der Mehrzahl der Betroffenen spielen die Störungen des Immunsystems aber die Hauptrolle. Hinzu kommen häufig noch seelisch-nervöse Einflüsse, denn Asthma gehört oft auch zu den psychosomatischen Krankheiten.

Ursachen des Asthmas

Bei 30 % vor dem 10. Lebensjahr

Etwa 30 % der asthmatischen Krankheiten beginnen vor dem 10. Lebensjahr. Aus noch nicht geklärten Gründen leiden Jungen dieser Altersgruppe etwa doppelt so oft wie Mädchen daran. In der Regel handelt es sich bei diesem Asthma um eine allergische Sofortreaktion Typ I, die durch zahlreiche Allergene ausgelöst werden kann.

Häufigste Allergene

Zu den häufigsten gehören Pollen, Schimmelpilze, Hausstaub und Hausstaubmilben, Haare und Federn von Haustieren, Bettfedern, Medikamente wie das Schmerzmittel Azetylsalizylsäure, Milchprodukte, Eier, Nüsse und Nahrungszusätze.

Andere Ursachen

Unabhängig vom Allergenkontakt kann ein Asthmaanfall durch Husten, Lachen oder Einatmung kalter Luft provoziert werden. Nicht zuletzt spielen seelisch-nervöse Faktoren, über die bereits berichtet wurde, bei Asthma häufig eine Rolle, z.B. die gestörte Mutter-Kind-Beziehung.

Die frühe Form kann mit der Pubertät wieder ausheilen

Die frühe Form des Bronchialasthmas kann mit der Pubertät wieder ausheilen. Allerdings besteht dann das Risiko, daß die Krankheit im mittleren Lebensalter zurückkehrt. Heilt das Asthma nicht in der Pubertät, kann es noch jahre- bis jahrzehntelang dauern, wenn nicht erfolgreich behandelt wird.

Beginn im 4. Lebensjahrzehnt

Etwa ⅔ aller asthmatischen Krankheiten beginnen nach der Pubertät, bevorzugt im 4. Lebensjahrzehnt. Manchmal setzt Asthma auch noch nach der Lebensmitte ein, nach dem 60. Lebensjahr aber kaum mehr. Bei den Erwachsenen leiden Frauen und Männer ungefähr gleich häufig an Asthma, mit zunehmendem Alter überwiegt der Anteil der Frauen.

Infektionsallergie mit Spätreaktion Typ IV

Bei Erwachsenen entsteht Bronchialasthma oft als Infektionsallergie mit Spätreaktion Typ IV. Aber auch die oben schon genannten Allergene kommen als Auslöser in Frage. Seelisch-nervöse Faktoren können bei Erwachsenen noch aus der Kindheit nachwirken, zum Teil ergeben sie sich jedoch aus den aktuellen Lebensumständen. Ferner ist an ungünstige Lernprozesse und den Gewinn aus der Krankheit zu denken. Auch dazu gilt, was weiter vorne bereits bei den psychischen Faktoren des Heuschnupfens ausgeführt wurde.

Der akute Anfall

Plötzlicher Beginn

Starke Atemnot

Der akute Asthmaanfall beginnt plötzlich und führt zur Verkrampfung der kleinen Bronchien, Schwellung der Bronchialschleimhaut und Absonderung von zähem Schleim. Dramatischstes Symptom des Anfalls ist die starke Atemnot. Sie erklärt sich allerdings weniger aus behinderter Einatmung, sondern hauptsächlich aus der gestörten Ausatmung. In den Lungen bleibt zu viel Luft zurück, so daß zu wenig frische Luft eingeatmet werden kann.

Nicht zu viel einatmen

> Die meisten Asthmatiker begehen im Anfall aber den Fehler, noch mehr Luft einatmen zu wollen. Das ist verständlich, wenn man ihre bedrohliche Atemnot bedenkt, aber völlig verkehrt. Wenn immer noch mehr Luft in die überfüllten Lungen gepreßt wird, blähen diese sich auf, und der Gasaustausch in den Lungenbläschen wird behindert. Schlimmstenfalls kann fast überhaupt keine Luft mehr eingeatmet werden, ein lebensbedrohlicher Zustand, den man als *Status asthmaticus* bezeichnet. Zweckmäßig wäre es, im akuten Anfall vor allem tiefer auszuatmen; das muß zunächst unter fachlicher Anleitung eingeübt werden, damit man die Technik auch im akuten Anfall beherrscht.

Die Atemnot führt zur ziehenden Einatmung und keuchend-pfeifenden Ausatmung.

Weitere Symptome des akuten Anfalls

Als weitere Symptome des akuten Anfalls treten Engegefühl in der Brust, Husten und bläulich-kalte Glieder als Zeichen des Sauerstoffmangels auf. Gegen Ende des Anfalls und danach wird glasig-zäher Schleim abgehustet. Darin erkennt der Therapeut bei mikroskopischer Betrachtung spiralförmige Fasern, Kristalle und weiße Blutkörperchen als typische Hinweise auf Asthma.

Unterschiedlich häufiges Auftreten

Die akuten Anfälle treten unterschiedlich häufig auf. Das hängt davon ab, wann die Patienten mit den Auslösern in Kontakt geraten und/oder auf welche seelisch-nervöse Einflüsse sie mit Atemnot reagieren.

Witterungsverhältnisse spielen eine Rolle

Auch die Witterungsverhältnisse und Jahreszeiten spielen dabei eine Rolle; naßkaltes Nebelwetter im Herbst begünstigt zum Beispiel akute Anfälle. Bei manchen Patienten kommen Asthmaanfälle relativ selten vor, andere reagieren auf viele potentielle Auslöser häufig mit Asthmaanfällen.

Eine wirksame Behandlung kann die meisten Anfälle verhindern

Außerdem richtet sich die Anfallshäufigkeit und Schwere natürlich nach der Therapie, die unabhängig von den Anfällen durchgeführt wird. Eine wirksame Behandlung kann die meisten Anfälle verhüten. Rechtzeitig bei den ersten Symptomen verabreichte Medikamente unterdrücken einen Anfall oft noch im Frühstadium.

Zustand zwischen den Anfällen

Zwischen den akuten Anfällen verläuft Asthma individuell unterschiedlich. Bei einem Teil der Patienten bestehen überhaupt keine Beschwerden, sie fühlen sich subjektiv gesund.

Symptome zwischen den Anfällen

Oft treten aber auch zwischen akuten Anfällen Symptome auf, insbesondere bei länger dauerndem Asthma. Typisch ist zum Beispiel der chronische Husten mit Verschleimung der Bronchien als Hinweis auf die chronische krampfartige Bronchitis. Überdies neigen Asthmatiker zwischen den Anfällen oft vermehrt zu Erkältungen mit Schnupfen und Husten. Der Hustenreiz und die Verschleimung der Atemwege sowie die durch Schnupfen verlegte Nasenatmung begünstigen häufigere asthmatische Anfälle.

Chronische Entzündung der Nasennebenhöhlen

Aus noch nicht genau geklärten Gründen leiden Asthmatiker unabhängig von den Anfällen oft an chronischer Entzündung der Nasennebenhöhlen. Nicht selten kommen bei längerem Asthma auch Polypen an der Nasenschleimhaut vor. Diese beiden chronischen Zustände begünstigen ebenfalls akute Anfälle.

Lungenemphysem ist häufigste Komplikation

Als häufigste Komplikation, die unabhängig von Anfällen dauernd besteht, entwickelt sich bei Asthmatikern zum Teil recht früh ein *Lungenemphysem* mit Aufblähung der Lungenbläschen, in denen der Gasaustausch mit dem Blut erfolgt.

Diese Folge erklärt sich einmal aus der in den Lungen gestauten Luft, die zwangsläufig die Lungenbläschen erweitert. Anfangs bildet sich das nach dem Anfall noch zurück, aber über kurz oder lang werden die Lungenbläschen dadurch derart beansprucht, daß sie dauernd aufgebläht bleiben. Hinzu kommt die Schädigung durch den chronischen Husten.

Behinderung der Sauerstoffversorgung des Körpers

Das Lungenemphysem behindert die Sauerstoffversorgung des Körpers und verursacht dauernde, allmählich schlimmer werdende Atemnot. Im fortgeschrittenen Stadium kann diese Atemnot sehr quälend werden. Die gestaute Luft in den Lungenbläschen wölbt im Lauf der Zeit den Brustkorb deutlich vor, daran erkennt man das Emphysem auch äußerlich leicht. Das Herz wird beim Emphysem chronisch überfordert, Herzschwäche, Angina pectoris, schlimmstenfalls sogar ein Herzinfarkt drohen.

Chronische Überforderung des Herzens

Die organischen Veränderungen beim Lungenemphysem lassen sich nicht mehr rückgängig machen, sondern allenfalls aufhalten und die Symptome bessern. Die Therapie, die unter anderem aus fachlich verordneten Atemübungen besteht, muß deshalb frühzeitig beginnen, ehe erstere bleibende Schäden eintreten.

Frühzeitige Therapie

Die möglichen Spätfolgen

Kommen relativ selten vor

Wenn Asthma längere Zeit dauert, weil es nicht oder nicht umfassend behandelt wird, stellen sich bei manchen Patienten mehr oder minder schwere Spätfolgen ein. Sie kommen allerdings relativ selten vor. Genau erklären kann man sie noch nicht, vermutlich spielt chronischer Sauerstoffmangel dabei eine wichtige Rolle.

Verdauungsorgane und Nieren

Die Spätfolgen betreffen hauptsächlich die Verdauungsorgane und Nieren. Anfangs kommt es hier lediglich zu funktionellen Störungen, die noch keine organischen Schäden verursachen. Im weiteren Verlauf kann eine solche Funktionsstörung aber durch anhaltende Fehl- und Überbelastung der inneren Organe bleibende ernste Folgekrankheiten hervorrufen, die nicht mehr heilbar sind. In schweren Fällen werden zum Beispiel die Nieren derart geschädigt, daß unter Umständen die regelmäßige Blutwäsche (Dialyse) notwendig wird, um das Leben zu erhalten.

Neue allergische Krankheiten als Spätfolgen

Außerdem gehören im weiteren Sinn neue allergische Krankheiten zu den Spätfolgen des Asthmas. Sie drohen dann, wenn die Erkrankung lediglich durch Medikamente unterdrückt, nicht aber die eigentliche Ursache geheilt wird. Die Fehlfunktion des Immunsystems, die nicht mehr oder nur noch abgeschwächt zu asthmatischen Symptomen führt, sucht sich dann gewissermaßen ein anderes »Ventil« in Form neuer Allergien. Durch frühzeitige Ganzheitstherapie gelingt es meist, dem Übergang in andere allergische Krankheiten vorzubeugen.

Andere Komplikationen

Wenn die Neigung zu allergischen Reaktionen durch die Therapie nicht nachhaltig gebessert oder beseitigt wird, können bei Heuschnupfen auch andere Komplikationen eintreten, allerdings nicht so häufig wie

Bronchialasthma. Unter Umständen treten sie an die Stelle des Heuschnupfens, der ausheilt oder sich deutlich bessert. Überwiegend betreffen sie die Haut. Zuweilen bestehen auch zuerst Hautallergien, später kommt dann Heuschnupfen hinzu.

Betreffen überwiegend die Haut

Ekzeme – Nesselsucht

Diese beiden allergischen Krankheiten wurden bei den Allergien der Haut (s. S. 48 ff.) bereits ausführlich beschrieben. Hier sollen nur kurz nochmals die typischen Symptome wiederholt werden.

Akutes Ekzem

Das *akute Ekzem* tritt einzeln oder an mehreren Hautpartien auf, zum Teil symmetrisch verteilt. Charakteristisch sind quälender Juckreiz, Hautrötung, nässende Bläschen, Knötchen, Krusten und Schuppen.

Degeneratives Ekzem

Kontaktekzem

Mikrobielles Ekzem

Nach den Ursachen unterscheidet man das *degenerative Ekzem,* das auf chronisch vorgeschädigter Haut entsteht, und das *Kontaktekzem* durch Allergene, die direkt auf die nicht vorgeschädigte, aber überempfindliche Haut einwirken. Außerdem gibt es das *mikrobielle Ekzem,* bei dem die Haut gegen Krankheitserreger überempfindlich wird.

Neigen zu chronischem Verlauf

Ekzeme neigen zum chronischen Verlauf mit Hautrissen, übermäßiger Verhornung, Bläschen, Schuppen und Flechten mit warzenartiger Hautverdickung. Die Krankheit besteht oft sehr hartnäckig und kann durch entsprechende Reize jederzeit wieder akut werden. Selbst nach Abheilung droht häufig ein Rückfall an der gleichen Hautpartie.

Nesselsucht

Die *Nesselsucht* als Sonderform des allergischen Ausschlags beginnt plötzlich mit roten, stark juckenden Hautflecken, die oft entlang eines Hautnerven linienförmig angeordnet sind, aber auch am ganzen Körper auftreten können. Leichtes Nesselfieber kann den Ausschlag begleiten. Bei schwerem Verlauf schwillt die Haut unförmig an, und es kann zum akut lebensbedrohlichen Kehlkopfödem kommen.

Auslöser

Als Auslöser wirken vor allem Erdbeeren, Milchprodukte, Meeresfrüchte und verschiedene Arzneimittel (wie Penicillin). Außerdem scheinen im Einzelfall Magen-, Darm-, Leberleiden, Wurmbefall, chronische Krankheitsherde und wahrscheinlich oft verdrängte Aggressivität eine Rolle zu spielen.

Bildet sich meist von selbst zurück

Im allgemeinen bildet sich der Nesselausschlag bald von selbst zurück. Zuweilen dauert er aber längere Zeit und spricht auf die übliche Therapie kaum an. In solchen Fällen ist vor allem an psychische Faktoren zu denken, die verdrängt wurden und sich durch Nesselsucht symbolisch in »Erinnerung rufen« wollen. Deshalb kann bei hartnäckigem Nesselausschlag eine psychotherapeutische Behandlung angezeigt sein.

Weitere Hautreaktionen

Auch andere allergische Hautsymptome, die weiter vorne bei den Allergien der Haut schon beschrieben wurden, können als Komplikation des Heuschnupfens eintreten.

Allergische Ausschläge an der Haut

Nicht selten entwickelt sich im Verlauf der Krankheit die Neigung zu *allergischen Ausschlägen* an der Haut. Symptomatisch sind spontan auftretende einzelne oder zu kleinen Gruppen angeordnete, kirschkern- bis haselnußgroße Bläschen, die eine klare Flüssigkeit enthalten. Manchmal treten keine Bläschen, sondern geschwollene Hautrötungen auf. Immer besteht mehr oder minder starker Juckreiz.

Die Symptome können sich auf einzelne Hautpartien beschränken oder am ganzen Körper, zum Teil auch noch an den Schleimhäuten (vor allem im Mund) auftreten.

Auslöser

Ausgelöst wird der Ausschlag durch direkten Allergenkontakt der Haut, beispielsweise mit Wasch-, Reinigungsmitteln, Kosmetika oder Pflanzen. Ferner kann er von innen durch unverträgliche Lebensmittel, Nahrungszusätze oder Medikamente entstehen. Meist bildet er sich bald zurück, kehrt jedoch bei jedem erneuten Allergenkontakt hartnäckig zurück. Manchmal dauert der Ausschlag längere Zeit oder verläuft chronisch.

Unerklärliche Zuckungen

Im Gesicht, vor allem im Bereich von Ausschlägen und Ekzemen, treten bei manchen Heuschnupfenkranken unerklärliche Zuckungen auf, die nicht zu beherrschen sind. Sie verursachen zwar keine Schmerzen, werden subjektiv aber als sehr unangenehm empfunden. Erklären kann man dieses Symptom noch nicht genau, vermutlich spielen dabei seelisch-nervöse Einflüsse eine Rolle.

Quincke-Ödem

Schließlich kommt es im Verlauf des Heuschnupfens manchmal zum *Quincke-Ödem.* Diese Hautschwellung betrifft hauptsächlich das Gesicht, teils aber auch die Glieder oder Hoden, schlimmstenfalls den Kehlkopf, was zur akuten Erstickungsgefahr führt. Auslösend wirken viele Allergene, unter anderem individuell unverträgliche Nahrungsmittel und Medikamente. Es gibt aber auch nicht-allergische Ursachen, die im Einzelfall nur vom Therapeuten festgestellt werden können.

Das Quincke-Ödem bildet sich oft rasch von selbst zurück, kann aber immer wiederkehren. In manchen Fällen dauert es aus unbekannten Gründen längere Zeit.

Weitere mögliche Komplikationen des Heuschnupfens müssen hier nicht mehr genannt werden. Sie kommen relativ selten vor und erfordern stets fachliche Untersuchung. Der Zusammenhang mit dem Heuschnupfen wird oft nicht erkannt oder läßt sich nicht zuverlässig nachweisen.

Ganzheitstherapie des Heuschnupfens

Erfolgreiche Therapie nur ganzheitlich

Die erfolgreiche Therapie des Heuschnupfens (und anderer Allergien) kann immer nur ganzheitlich durchgeführt werden. Das bedeutet, sie darf sich nie auf bloße Unterdrückung der Symptome durch chemische Arzneimittel beschränken, sondern muß zusätzlich Naturheilverfahren zur Normalisierung der gestörten Immunfunktionen anwenden. Überdies gilt es oft, die seelisch-nervösen Faktoren zu beeinflussen. Das erfordert auch die aktive Mitarbeit des Patienten, der zum Beispiel bereit sein muß, Fehler der Ernährungs- und Lebensweise als mögliche Grundursachen der Allergie zu korrigieren.

Aktive Mitarbeit des Patienten

Allergenkarenz – praktisch kaum möglich

Einfachste Form der Therapie

Die einfachste Form der Therapie besteht darin, den Allergenen aus dem Weg zu gehen. Das führt natürlich nicht zur Heilung der Grundursachen, da Allergene die Symptome lediglich auslösen, aber nicht die eigentlichen Ursachen der Krankheit sind. Diese bestehen in der Immunstörung mit überschießenden Reaktionen, die durch Allergenkarenz (-vermeidung) nur verhindert, jedoch nicht geheilt werden. Der Versuch, den Allergenen aus dem Weg zu gehen, behindert unter Umständen sogar die erfolgreiche Therapie der Ursachen, denn wenn keine Beschwerden mehr auftreten, wird die Behandlung oft vorzeitig unterbrochen.

> Da die Grundursachen der allergischen Reaktionen aber trotz Symptomfreiheit fortbestehen, kann sich im Lauf der Zeit Überempfindlichkeit gegen andere Allergene einstellen. Diesen kann man vielleicht nicht dauernd aus dem Weg gehen.

Nicht überflüssig

Der Versuch, die Allergene zu vermeiden, ist dennoch nicht überflüssig. Es dauert schließlich einige Zeit, ehe es gelingt, die Störung des Immunsystems als Grundursache der Allergie zu heilen. Wenn man bis dahin den Kontakt mit den Allergenen verhindert, mag das sogar die Wirkung der Therapie beschleunigen. Und manchmal scheint es, daß der Körper die Allergene wieder ohne Reaktion verträgt, wenn man ihnen einige Zeit ausweicht.

In der Praxis ist es schwierig

In der Praxis gelingt es freilich meist schwer, den Allergenen zu entgehen. Manche, die durch Allergietests genau nachgewiesen wurden, lassen sich einfach vermeiden, z. B. bestimmte Lebensmittel, Kosmetika, Modeschmuck oder Brillengestelle. Aber gerade den Pollen, Schimmelpilzen, dem Hausstaub und der darin lebenden Milbe, die Heuschnupfen und Asthma provozieren, kann man auf Dauer nirgends entgehen.

Diese Allergene sind allgegenwärtig, allenfalls kann man versuchen, nicht zu oft mit ihnen in Kontakt zu geraten. Aber das bewahrt nicht vor allergischen Reaktionen, die bereits durch geringe Allergendosen ausgelöst werden.

Basistherapie bei Allergien

Bei den meisten Krankheiten führt die Naturmedizin eine Grund-(Basis-)Therapie durch. Sie schafft wesent-

Basistherapie schafft wesentliche Voraussetzung zur Heilung

liche Voraussetzungen zur Heilung. Da sie die grundlegenden Abwehr- und Selbstheilungsregulationen von Körper, Geist und Seelenleben aktiviert, ähneln sich die dazu notwendigen Maßnahmen bei allen Erkrankungen. In erster Linie geht es darum, die übliche falsche Zivilisationskost zu reformieren, einleitend vielleicht eine Diätkur durchzuführen, für ausreichend Bewegung und Abhärtung zu sorgen sowie durch Entspannung und Meditation die seelisch-geistigen Funktionen zu harmonisieren. Dabei muß der Patient selbst aktiv mitarbeiten.

Es führte zu weit, alle diese Maßnahmen im Rahmen dieses Buchs ausführlich darzustellen. Dazu gibt es genügend einschlägige Literatur, außerdem wird der Therapeut die im Einzelfall notwendige Basistherapie individuell verordnen. Wir beschränken uns darauf, die Grundsätze der verschiedenen Maßnahmen kurz zu beschreiben.

Ernährungsreform – Diätkuren

Bei Allergien müssen die unverträglichen Lebensmittel vermieden werden

Eine Aufgabe der Ernährungstherapie bei Allergien besteht natürlich darin, alle bekannten unverträglichen Lebensmittel und Zusatzstoffe zu vermeiden. Damit allein ist es aber nicht getan, denn auf diese Weise lassen sich lediglich Symptome verhindern. Um eine grundlegende Umstimmung des Immunsystems, die künftig überschießende Reaktionen verhütet, zu erzielen, muß die übliche falsche Ernährungsweise umgestellt werden. Zunächst kommen auch Diätkuren in Betracht, mit denen eine besonders gute Umstimmung in Gang gebracht wird.

Ernährungsreform

Ausreichend Nährstoffe

Die heute in den westlichen Industrienationen übliche Ernährung versorgt den Organismus ausreichend bis übermäßig mit Nährstoffen (Eiweiß, Fett, Kohlenhydrate), die als Kalorienquellen und teilweise auch Baustoffe für körpereigene Substanz dienen. Die Vitalstoffe (Vitamine, Mineralstoffe, Spurenelemente, Enzyme) hingegen, die in geringen Mengen für die lebenswichtigen biochemischen Funktionen des Körpers und teilweise auch als Bausteine des Körpers notwendig sind, kommen zum Teil nicht mehr ausreichend darin vor.

Zu wenig Vitalstoffe

Schwere Mangelkrankheiten, etwa der Skorbut durch Vitamin-C-Mangel, beobachtet man bei uns zwar kaum noch, weil man sich so verkehrt kaum ernähren kann. Aber im Lauf der Zeit tritt ein leichter, chronischer Mangelzustand ein, der die Gesundheit beeinträchtigt und viele Erkrankungen begünstigt. Auch Störungen des Immunsystems gehören zu seinen Folgen.

Leichter, chronischer Mangelzustand

Die Fehlernährung erklärt sich aus dem Gebrauch der falschen Nahrungsmittel und den verkehrt zusammengestellten Mahlzeiten. Diese Nachteile lassen sich relativ einfach beseitigen, wenn die folgenden Grundprinzipien der Vollwertkost strikt beachtet werden:

Grundprinzipien der Vollwertkost

- Der Verzehr von *Rohkost* als »lebendiger« Nahrung, die in der üblichen Ernährung vernachlässigt wird, muß deutlich erhöht werden, denn nur sie gewährleistet die ausreichende Versorgung mit allen Vitalstoffen. Außerdem wirkt sie umstimmend, entschlackend, entgiftend und entsäuernd.
  Der Rohkostanteil in der täglichen Nahrungsmenge muß mindestens 30 % (besser bis 50 %) betragen. dazu verwendet man frisches Obst, Salate, roh genießbares Gemüse sowie Obst- und Gemüsesäfte als »flüssige« Rohkost, außerdem Vollkornmüsli und Frischkornbrei. Die Rohkost hilft am besten, wenn sie vor den gekochten Speisen verzehrt wird.

Rohkost

- Der übliche hohe *Fleisch-* und *Fettverzehr* soll deutlich reduziert werden. Häufiger als 2- bis 3mal wöchentlich ißt man keine Fleischprodukte, und zwar als Beilagen, nicht als Hauptgericht (also mäßig). Man kann auch ganz darauf verzichten und sich

Fleisch und Fett

streng vegetarisch vollwertig ernähren, das fördert die Gesundheit noch besser.

An Fetten benötigt der körperlich durchschnittlich beanspruchte Mensch täglich nicht mehr als 60 g. Davon sind 15–20 g als »versteckte« Fette abzuziehen, die sich bereits in den Nahrungsmitteln befinden, so daß als Koch- und Streichfette nur 40–45 g am Tag bleiben. Davon gibt man ⅔ in Form pflanzlicher Öle und Fette, den Rest kann man als Butter verzehren, wenn man darauf nicht ganz verzichten will. Die pflanzlichen Fette und Öle enthalten wesentlich mehr *hochungesättigte Fettsäuren* als tierische Fette. Diese essentiellen Fettsäuren erfüllen lebenswichtige Funktionen im Organismus.

Hochungesättigte Fettsäuren

Kohlenhydrate

- *Kohlenhydrate* führt man als Gemüse, Kartoffeln, Vollreis, Back- und Teigwaren aus vollem Korn zu. Sie dienen hauptsächlich der Energie- und Vitalstoffzufuhr, außerdem enthalten sie reichlich Ballaststoffe für regelmäßige Darmentleerung.

Denaturierte Kohlenhydrate

Alle *denaturierten Kohlenhydrate,* die fast nur noch »leere« Kalorien ohne Vitalstoffe enthalten, sollten weitgehend vermieden werden. Dazu gehören alle Back- und Teigwaren aus Weißmehl, Zucker und Süßigkeiten. Solche Genußmittel tragen nichts zur Gesunderhaltung bei, sondern fördern schädliches Übergewicht.

Gesäuerte Milchprodukte

Eiweiß

- Nützlich für die Darmflora und damit auch für das Immunsystem sind die *gesäuerten Milchprodukte* (wie Joghurt, Sauermilch), die gleichzeitig hochwertiges *Eiweiß* zuführen. Ungesäuerte Milchprodukte sollten nur mäßig verwendet werden, denn man verträgt sie nicht immer. Wenn eine Milchzuckerallergie besteht, sind nur gesäuerte Milchprodukte erlaubt, bei Milcheiweißallergie muß strikt auf alle Milchprodukte verzichtet werden.

Biologischer Anbau und artgerechte Tierhaltung

- Die Lebensmittel sollen aus biologischem Anbau und artgerechter Tierhaltung stammen, damit sie möglichst wenig chemische Rückstände enthalten. Verzichten sollte man auf alle Nahrungsmittel mit

Zusatzstoffen (diese werden auf der Verpackung angegeben), denn darunter befinden sich viele potentielle Allergene.

Diese wenigen Grundsätze – konsequent in die Praxis umgesetzt – genügen bereits, um eine vollwertige Kost einzuhalten. Die Umstellung von der üblichen Ernährung auf Vollwertkost erfolgt schrittweise, damit sich der Organismus wieder daran gewöhnen kann. Natürlich kann die Vollwertkost allein eine Allergie nicht heilen. Aber sie schafft Voraussetzungen dafür, daß die gezielte Therapie besser wirkt – und nach Heilung der Allergie beugt sie Rückfällen vor.

Umstellung erfolgt schrittweise

Nach fachlicher Verordnung kann die Ernährungstherapie durch *Diätkuren* eingeleitet werden. Sie bewirken rasch einen gut umstimmenden Reiz, der die Abwehr- und Selbstheilungsregulationen kräftig anregt. Am besten helfen Fastenkuren oder Rohkost- und Saftfasten.

Diätkuren

Kurze Kuren, die 3–7 Tage dauern, können nach fachlicher Anweisung auch zu Hause absolviert werden, zur längeren Kur begibt man sich in eine Klinik oder ins Sanatorium.

Strenge Fastenkur

Die *Nulldiät* wirkt besonders tiefgreifend, man bezeichnet sie deshalb symbolisch auch als das »unblutige Messer der inneren Medizin«. Sie beginnt mit einem *Vorfastentag*, an dem man die Ernährung auf etwa 1200 Kalorien reduziert. Hauptsächlich verzehrt man frisches Obst, Salate, rohe und gedünstete Gemüse, Kartoffeln und Knäckebrot, aber keine Fleischwaren und kein Fett mehr. Als Getränk gibt man etwa 2,5 l Mineralwasser, um die Entschlackung der Gewebe anzuregen.

Nulldiät

Vorfastentag

Danach folgen die eigentlichen *Fastentage*, an denen auf feste Nahrung und kalorienhaltige Getränke verzichtet wird. Man gibt täglich 3–5 Tassen unge-

Fastentage

süßten Kräutertee mit harntreibender Wirkung (wie Brennessel, Löwenzahn) sowie mindestens 2–2,5 l kochsalzarmes Mineralwasser. Allenfalls ist zusätzlich noch mittags und abends eine dünne Gemüsebrühe erlaubt, die kaum Kalorien zuführt. Im Abstand von 2 Tagen (also 1., 3., 5. Tag und so fort) entschlackt man den Darm gründlich durch Glaubersalzlösung aus der Apotheke.

Nach den Fastentagen darf nicht sofort auf Vollwertkost umgestellt werden, der Körper muß sich erst wieder daran gewöhnen, sonst drohen Verdauungsbeschwerden.

Fastenbrechen

Das *Fastenbrechen* soll etwa 1/4 der Fastenzeit betragen, bei 8 Fastentagen zum Beispiel 2 Tage. Am 1. Tag gibt es nur frisches Obst, Salate und etwas Knäckebrot, außerdem reichlich Getränke, darunter 2 Glas Obst-/Gemüsesaft. Am 2. Tag können zusätzlich Gemüse, Kartoffeln, gesäuerte Milchprodukte und Knäckebrot verzehrt werden. Ab dem 3. Tag, bei langen Fastenkuren auch später, geht man zur Vollwertkost über, die aber noch 7–10 Tage lang streng vegetarisch bleiben soll.

Saftfastenkur

Wirkt milder

Die Kur mit Säften wirkt etwas milder als strenges Fasten, weil dabei nicht ganz auf Nahrung verzichtet wird. Viele Menschen empfinden sie im Vergleich zum strengen Fasten als angenehmer. Ob Saftfasten genügt, entscheidet immer der Therapeut je nach Einzelfall.

Verlauf

Die Kur beginnt wieder mit dem Vorfastentag, an dem man sich wie beim strengen Fasten verhält. Zusätzlich gibt man 500 ml Obst-, Gemüse- und Kräutersaft zur Vorbereitung auf das Saftfasten.

Dann beginnt die eigentliche Saftfastenkur, bei der man strikt auf feste Nahrung verzichtet. Erlaubt sind Obst-, Gemüse- und Kräutersäfte, die einzeln oder nach Geschmack miteinander gemischt eingenommen werden. Geeignet sind nur naturbelassene Säfte aus dem Reformhaus, z. B. Apfel-, Grapefruit-, Orangen-,

Pflaumen-, Trauben-, Karotten-, Sauerkraut-, Sellerie-, Brennessel- und Löwenzahnsaft.

Die tägliche Saftzufuhr beträgt 750 ml, davon je 300 ml Obst- und Gemüsesaft sowie 150 ml Kräutersaft. Die Säfte werden auf 5 kleine Portionen über den Tag verteilt. Wichtig bei der Einnahme ist, daß man sie nicht einfach trinkt; der Saft wird in kleinen Schlucken eingenommen und im Mund »gekaut«, damit er durch den Speichel zur Verwertung aufgeschlossen wird. Zusätzlich gibt man 1,5–2 l kochsalzarmes Mineralwasser und 3 Tassen ungesüßten Kräutertee mit harntreibender Wirkung zur guten Entschlackung und Entgiftung. An jedem 2. Kurtag wird der Darm wie beim strengen Fasten durch Glaubersalzlösung gereinigt.

750 ml Saft pro Tag

1,5–2 l Mineralwasser

Die Kur endet mit dem Fastenbrechen, das wie bei der strengen Fastenkur durchgeführt wird. Im allgemeinen genügen 2 Tage zur Umstellung auf die Vollwertkost, weil der Körper ja nicht völlig von der Nahrung entwöhnt wurde.

Rohkostfastenkur

Diese Kur wird sinngemäß wie Saftfasten durchgeführt. Anstelle von Säften gibt man aber täglich 500–800 g feste Rohkost in Form von frischem Obst, Salaten und roh genießbarem Gemüse. Die Rohkost wird in 5 kleinen Portionen über den Tag verteilt eingenommen und in kleinen Bissen sorgfältig gekaut, damit der Speichel sie schon im Mund auf die Verwertung vorbereitet.

500–800 g feste Rohkost

Als Getränke gibt man täglich 3–5 Tassen ungesüßten Kräutertee mit harntreibende Wirkung sowie etwa 2 l kochsalzarmes Mineralwasser. Die Darmreinigung mit Glaubersalz erfolgt jeden 2. Tag. Beim Fastenbrechen verhält man sich wie nach der Saftfastenkur.

Getränke

Rohkost- und Saftfasten bietet auch noch den Vorteil, daß der Körper dabei mit reichlich Vitalstoffen »überschwemmt« wird. Deshalb können die verbreiteten Mangelzustände rasch behoben werden.

Der Körper wird reichlich mit Vitalstoffen versorgt

Der Therapeut wird im Einzelfall auch andere Diätkuren verordnen, z. B. Molkefasten, Mayr- oder Schrothkur. Ob sie als Alternative zum Fasten besser geeignet sind, läßt sich nur individuell beurteilen. Im allgemeinen wirkt eine Fastenkur zur Einleitung der Allergiebehandlung aber am besten.

Bewegung und Abhärtung

Ausreichend Bewegung scheint heute kein Problem mehr zu sein – wenn man den Umfragen glaubt. Viele Menschen geben an, daß sie Sport treiben oder auf andere Weise für körperlichen Ausgleich zur vorwiegend sitzenden Lebensweise sorgen. Hinterfragt man ihre Antworten kritisch, stellt sich allerdings oft heraus, daß es an einer wesentlichen Grundvoraussetzung mangelt: Trainiert wird nicht regelmäßig, sondern nur zwischendurch – und dann oft bis zur Überforderung.

Meist wird nicht regelmäßig trainiert

Ein solches Bewegungsprogramm ist zwar immer noch besser als der Bewegungsmangel, dient der Gesundheit aber weniger als das regelmäßige, richtig dosierte Training. Unter Umständen wird durch gelegentliche zu hohe Belastung sogar das Immunsystem für einige Zeit gestört und die Anfälligkeit für Krankheiten nimmt zu.

Voraussetzungen für richtiges Bewegungsprogramm

Das richtige Bewegungsprogramm muß vor allem die folgenden Voraussetzungen erfüllen, um die Gesundheit zu fördern und durch Abhärtung die körpereigenen Abwehr- und Selbstheilungsregulationen zu aktivieren:

Regelmäßiges Training

- *Regelmäßiges Training* unabhängig von äußeren Umständen, damit allmählich die Ausdauer und Leistungsfähigkeit gesteigert wird. Das verlangt täglich 2mal Gymnastik und 3- bis 4mal wöchentlich Sport an der frischen Luft.

Ausreichend Beanspruchung

- *Ausreichend Beanspruchung* beim Training, die bis zu 70 % der körperlichen Leistungsfähigkeit fordern soll. Das erkennt man an der Steigerung der

Pulsfrequenz, die sich beim richtigen Training auf 170–180 Schläge pro Minute minus Lebensalter (bei einem 40jährigen z.B. 130–140 Herzschläge pro Minute) erhöhen soll.

- *Training von $^1/_7$–$^1/_5$ der gesamten Körpermuskulatur,* was durch alle Trainingsarten erreicht wird, bei denen man die Beinmuskulatur beansprucht.

Training von $^1/_7$–$^1/_5$ der Muskulatur

- *Vermeidung jeder Überforderung* durch kurze Höchstleistungen; entscheidend kommt es immer darauf an, durch leichteres Training die Ausdauer zu fördern.

Vermeidung jeder Überforderung

Unter diesen Voraussetzungen wirkt jede Trainingsform günstig auf die Gesundheit und härtet gut ab. Die körperliche Beanspruchung wird dabei durch den Reiz der frischen Luft und die vermehrte Sauerstoffzufuhr verbessert.

Wirkt günstig auf die Gesundheit und härtet gut ab

Grundlage des Trainings bildet immer die tägliche *Gymnastik*. Sie strengt nicht allzu stark an und wirkt deshalb relativ mild umstimmend, aber schon damit erzielt man im Lauf der Zeit eine gute Wirkung. Vor allem trägt die Gymnastik jedoch dazu bei, den Körper so fit zu halten, daß er auch der sportlichen Belastung gewachsen ist.

Tägliche Gymnastik

Die gymnastischen Übungen werden so ausgewählt, daß viele Muskelgruppen trainiert werden, insbesondere Arme, Schultern, Nacken, Beine, Rücken und Bauch. Das Trainingsprogramm stellt man nach persönlicher Vorliebe aus den Beispielen eines geeigneten Buchs zusammen. Noch besser ist es, sich einer Gymnastikgruppe (Verein, Sportstudio, Fitneßcenter) anzuschließen, um hier unter fachlicher Anleitung die Übungen korrekt zu erlernen. Vorsicht ist allerdings bei den oft angebotenen *Aerobic-Kursen* und ähnlichen Formen der modernen Gymnastik angebracht. Sie überfordern viele Menschen und werden nicht selten von zu wenig qualifiziertem Personal geleitet. Vorsorglich befragt man den Therapeuten, ehe man sich zu einem solchen Kurs anmeldet.

Trainingsprogramm selbst zusammenstellen

Vorsicht vor Aerobic-Kursen

Trainingsdauer

Ungeübte trainieren einleitend 2mal täglich je 2–3 Minuten, am besten morgens gleich nach dem Aufstehen und abends vor dem Schlafengehen. Dadurch nimmt die körperliche Leistungsfähigkeit allmählich zu, und die Trainingsdauer kann langsam bis auf 2mal 10 Minuten am Tag gesteigert werden. Zudem sollten im Tagesverlauf kurze Pausen zur Ausgleichsgymnastik genutzt werden, um Verspannungen durch einseitige Belastungen (etwa am Arbeitsplatz) vorzubeugen.

Trainingsort

Trainiert wird grundsätzlich unter offenem Fenster oder im Freien, damit genügend frische Luft eingeatmet wird. Außerdem wirkt der Reiz der Luft abhärtend. Für Pollenallergiker gilt jedoch die Einschränkung, daß sie in der Zeit des Flugs unverträglicher Pollen besser in der Wohnung bei geschlossenem Fenster üben.

Regelmäßiger Sport

Ergänzt wird die Gymnastik durch regelmäßigen *Sport*, der stärker anstrengt und deshalb besser auf die Immunfunktionen wirkt. Grundsätzlich genügt es, 3- bis 4mal wöchentlich Sport im Freien zu treiben, aber es spricht auch nichts dagegen, sich täglich maßvoll ohne Überforderung sportlich zu betätigen.

Die Sportart muß möglichst viele Muskelgruppen beanspruchen und darf keine plötzlichen kurzen Höchstleistungen erfordern, sondern soll gleichmäßig rhythmisch trainieren.

30 Minuten Spazierengehen

Nach heutigem Kenntnisstand der Sportmedizin genügen bereits täglich 30 Minuten Spazierengehen in flottem Tempo (etwa 6 km/h), um eine ausreichende Wirkung zu erzielen.

Geeignete Sportarten

Von den Sportarten im engeren Sinn empfehlen sich zum Ausdauertrainig vor allem Dauerlauf (Jogging) in mäßigem Tempo (etwa 8–9 km/h), Radfahren und Schwimmen, im Winter auch Skilanglauf. Wer eine andere Sportart betreiben will, sollte unbedingt vorher den Therapeuten befragen, um Fehl- und Überbelastung zu vermeiden.

Technik korrekt befolgen

Die Technik der jeweiligen Sportart muß korrekt befolgt werden, falsche Durchführung erzeugt ebenfalls bald Fehl- und Überbelastungen. Man kann die Technik zwar nach einem Buch erlernen, empfehlenswerter ist jedoch die fachliche Anleitung zum Beispiel im Sportverein oder beim Lauftreff.

Treten Beschwerden bei oder nach dem Training auf, muß immer der Therapeut aufgesucht werden. Er kann beurteilen, ob eine Sportart im Einzelfall vielleicht nicht geeignet ist.

Bei Beschwerden den Therapeut aufsuchen

Die leicht anstrengenden Spaziergänge dauern bei Untrainierten zunächst 15 Minuten täglich bei einem Tempo von 5 km/h. Sie können bald auf täglich 30 Minuten ausgedehnt werden, das Tempo steigert man auf etwa 6 km/h. Das genügt bereits zum Dauertraining, kann aber noch verlängert werden, wenn man Freude am flotten Spazierengehen und Wandern findet.

Dauer

Die anderen Sportarten werden von Ungeübten je nach individueller Kondition zunächst 3- bis 4mal wöchentlich 5–10 Minuten lang absolviert. Mit der Besserung des Leistungsvermögens steigert man allmählich auf mindestens 3mal wöchentlich 30 Minuten Sport. Das genügt zum Dauertraining, kann aber ebenfalls noch verlängert werden, wenn man sich dabei nicht überfordert.

Bei längerer Trainingsdauer ist Vorsicht geboten, denn Sport kann zur Sucht werden. Wer bemerkt, daß er zwanghaft immer länger trainiert, dabei alle Warnsignale (vor allem Schmerzen) des Körpers ignoriert, läuft Gefahr, in ein Suchtverhalten abzugleiten und die Gesundheit schwer zu schädigen. In solchen Fällen muß frühzeitig das Training abgebrochen und die Problematik mit dem Therapeuten besprochen werden.

Sport kann zur Sucht werden

Die regelmäßige Bewegung an der frischen Luft führt allmählich zur guten Abhärtung, die vor vielen Krankheiten schützt. Auch die Immunfunktionen werden dadurch günstig beeinflußt.

Luftbäder

Verbessern kann man die Abhärtung noch durch *Luftbäder*. Bei milder Witterung geht man dazu einfach ins Freie und absolviert das Bewegungsprogramm unbekleidet, damit der Reiz der Luft den ganzen Körper trifft. Bei kühlerem Wetter beginnt das Luftbad im beheizten Zimmer, in dem man sich 2mal täglich je 15 Minuten unbekleidet aufhält. Nach Gewöhnung dreht man die Heizung im Zimmer während der beiden täglichen Luftbäder ab, später öffnet man dazu die Fenster. Geübte können schließlich sogar bei Frost unbekleidet kurz ins Freie gehen oder im eiskalten Wasser baden, das härtet besonders stark ab.

Entspannung und Meditation

Basistherapie für das Seelenleben

Die enge Wechselbeziehung zwischen Körper und seelisch-geistigen Funktionen erfordert auch eine Basistherapie für das Seelenleben. Da mittlerweile sicher nachgewiesen wurde, daß die Psyche über das vegetative Nervensystem Einfluß auf die Immunfunktionen nimmt, empfiehlt sich auch bei allergischen Krankheiten eine ergänzende Psychotherapie, die häufig als Selbsthilfe durchgeführt werden kann.

Übungen zur Harmonisierung von Psyche und vegetativem Nervensystem

Im Vordergrund stehen regelmäßige Entspannungs- oder Meditationsübungen zur Harmonisierung von Psyche und vegetativem Nervensystem. Allein dadurch kann eine allergische Überempfindlichkeit bereits abgeschwächt werden. Die innere Ruhe und Gelassenheit, die man durch konsequentes Training allmählich erzielt, wirkt im übertragenen Sinn auch ausgleichend und beruhigend auf das überschießend reagierende Immunsystem.

Die zahlreichen Entspannungs- und Meditationstechniken, die heute üblich sind, können hier nicht einzeln vorgestellt werden. Dazu gibt es genügend Literatur, mit deren Hilfe man sich zunächst über verschiedene Techniken informieren sollte. Erst danach wählt man die Methode aus, die persönlich am besten gefällt.

Autogenes Training und Yoga

Geeignet sind vor allem das klassische *autogene Training* und die verschiedenen *Yoga*-Varianten, ferner progressive Relaxation, Selbsthypnose, transzendentale oder ZEN-Meditation.

Die Technik, nach der man übt, ist nicht so wichtig. Entscheidend kommt es darauf an, daß man davon überzeugt ist, die Methode korrekt durchführt und regelmäßig übt. Unter diesen Voraussetzungen erzielt man praktisch mit jeder Entspannungs- und Meditationstechnik gute Erfolge.

Wenn keine andere Möglichkeit besteht, kann die ausgewählte Technik nach einem Buch oder mit Hilfe einer Tonkassette erlernt werden. Meist gibt es aber die Gelegenheit, einen Kurs zu besuchen, in dem die Methode nach fachlicher Anweisung richtig eingeübt wird, bis man sie nach einiger Erfahrung selbständig fortsetzen kann. Die Kursteilnahme empfiehlt sich auch, weil man dabei anfängliche Probleme gleich mit dem Kursleiter besprechen kann. Außerdem spürt man bei fachlicher Anleitung oft schneller eine erste Wirkung, was gut zum Durchhalten motiviert.

Kurse werden heute praktisch überall von verschiedenen Seiten angeboten. Die meisten Volkshochschulen führen Kurse zu verschiedenen Entspannungs- und Meditationstechniken durch. Inzwischen bieten auch immer mehr Krankenkassen im Rahmen ihrer Präventionsprogramme solche Kurse an. Außerdem gibt es Gruppen- und Einzelkurse bei niedergelassenen Therapeuten. Man entscheidet sich für das Kursangebot, das individuell am meisten zusagt.

Regelmäßiges Training

Die Entspannung oder Meditation muß unbedingt regelmäßig trainiert werden, nur dann gelangt man zu optimalen Ergebnissen. Anfänger sollten mindestens 2mal täglich üben, am besten morgens vor dem Aufstehen und abends vor dem Einschlafen.

2mal täglich

Überdies legt man möglichst im Tagesverlauf noch kurze Entspannungspausen ein. Sobald man die Technik gut genug beherrscht, immer schneller und tiefer in gute Entspannung und Versenkung gelangt, genügt

Üben auch, wenn keine gesundheitlichen Probleme bestehen

das Training einmal täglich. Das sollte dann aber ständig beibehalten werden, auch wenn keine aktuellen gesundheitlichen oder psychischen Probleme bestehen. Nur wer ständig in Übung bleibt, kann die Technik bei Bedarf jederzeit nutzen, um körperliche Erkrankungen und psychische Krisen sofort zu beeinflussen. Für viele Menschen wird das Training ohnehin bald zur guten Gewohnheit, auf die sie nicht mehr verzichten wollen.

Autosuggestion

Darüber hinaus bietet die tiefe Entspannung die Möglichkeit zur *positiven Selbstbeeinflussung* (Autosuggestion), über die später bei den psychotherapeutischen Hilfen (s. S. 141 ff.) noch ausführlich berichtet wird. Das Unbewußte wird in tiefer Entspannung aufnahmebereiter für Suggestionen, mit denen man zum Beispiel allergische Symptome beeinflussen kann.

Nicht zu unterschätzender Beitrag zur Heilung allergischer Krankheiten

Entspannung, Meditation und vielleicht auch noch Autosuggestion leisten bei allergischen Krankheiten einen nicht zu unterschätzenden Beitrag zur Heilung. Insbesondere die psychischen Allergene, die häufig mit zu den körperlichen Symptomen führen, lassen sich dadurch ausschalten oder zumindest abschwächen. Nicht selten erlebt man in der Praxis, daß eine antiallergische Therapie erst dann optimal wirkt, wenn das Seelenleben mit in die Behandlung einbezogen wird. Aber selbst wenn die psychologischen Hilfen einmal versagen sollten, erleichtern sie dem Patienten doch wenigstens das Leben mit seiner allergischen Krankheit.

Schulmedizinische Behandlung

In der Regel zunächst schulmedizinische Behandlung

In der Regel werden allergische Krankheiten zunächst schulmedizinisch behandelt. Erst wenn diese Therapien auch nach längerer Dauer nicht zufriedenstellend helfen, finden die Patienten schließlich den Weg zur Naturmedizin, die ihnen als letzte Hoffnung erscheint.

Dieses Verhalten erweist sich aber nicht als optimal, denn es vergeht unnötig Zeit, in der nur symptomatisch, aber nicht ursächlich behandelt wird. Sinnvoller erscheint es, von Anfang an schul- und naturmedizinisch zu therapieren und die chemischen Arzneimittel sobald wie möglich abzusetzen, wenn sie ihren Zweck erfüllt haben. Diese Kombination der Heilmethoden gewährleistet von Anfang an eine umfassende Behandlung mit besseren Heilungschancen.

Sinnvoller ist es, schul- und naturmedizinisch zu therapieren

Umfassende Behandlung mit besseren Heilungschancen

Möglichkeiten, Grenzen und Risiken

Die schulmedizinische Therapie allergischer Krankheiten strebt in erster Linie danach, rasch die Symptomatik zu unterdrücken. In dieser Hinsicht sind die chemischen Arzneimittel denen der Naturmedizin meist überlegen. Sie greifen massiv in körperliche Vorgänge ein und können selbst schwere allergische Symptome meist rasch beherrschen. Allerdings erfassen sie kaum die eigentlichen Ursachen der Allergie. Deshalb müssen sie im allgemeinen lange Zeit oder bei Rückfällen immer wieder verabreicht werden.

Schulmedizin will die Symptome unterdrücken

Chemische Arzneimittel erfassen kaum die Ursachen der Allergie

Die rasche Unterdrückung allergischer Beschwerden als Domäne der Schulmedizin darf nicht vorschnell unterschätzt werden. Wer je an einer Allergie litt, kann die deutliche Entlastung nachvollziehen, die allein mit der Linderung der Symptome verbunden ist. Es wäre deshalb verfehlt, dem Patienten diese Hilfe vorzuenthalten, wenn er an stärkeren allergischen Symptomen leidet. Schließlich dauert es meist geraume Zeit (unter Umständen Jahre), ehe die naturmedizinischen Heilverfahren eine allergische Krankheit völlig überwinden. So lange kann man dem Allergiker kaum zumuten, die Symptome zu ertragen.

Es dauert lange, ehe naturmedizinische Heilverfahren eine allergische Krankheit heilen

Die Möglichkeit, durch chemische Arzneimittel rasch die Symptomatik zu lindern, hat natürlich auch ihren Preis. Der massive Eingriff in körperliche Funktionen kann zu erheblichen Nebenwirkungen führen,

Erhebliche Nebenwirkungen sind möglich

die unter Umständen schlimmer als die zu behandelnde Krankheit ausfallen. Deshalb muß der Therapeut sorgfältig abwägen, ob die Symptomatik solche Risiken rechtfertigt.

Individuelle Entscheidung des Therapeuten

Bei leichten Beschwerden wird das im allgemeinen zu verneinen sein, sie können hingenommen werden, bis die naturmedizinische Behandlung ausreichend wirkt. Starke bis akut lebensbedrohliche Symptome (z. B. allergischer Schock) dagegen lassen die möglichen Nebenwirkungen als das kleinere Übel erscheinen. Eine Entscheidung kann immer nur individuell nach den Umständen des Einzelfalls vom Therapeuten getroffen werden. Routinemäßig sollten chemische Antiallergika jedenfalls nicht verabreicht werden, obwohl das in der Schulmedizin üblich ist.

> Allerdings muß man sich stets der Grenzen der bloßen Unterdrückung von Symptomen bewußt bleiben, die niemals mit Heilung verwechselt werden darf. Deshalb beschränkt man die Einnahme chemischer Arzneimittel auf akute Krankheitsphasen mit ausgeprägten Symptomen, nach deren Besserung die Medikamente meist abgesetzt werden können. Die gegen die Ursachen gerichtete eigentliche Behandlung, die zur Heilung führen soll, wird gleichzeitig mit Naturheilverfahren durchgeführt.

Gezielte Hyposensibilisierung

Überempfindlichkeit gegen Allergene soll abgebaut werden

Diese Therapie, die auch von der Naturmedizin nicht grundsätzlich abgelehnt wird, erfüllt noch am ehsten den Anspruch, nicht nur Symptome zu unterdrücken, sondern ursächlich zu behandeln. Man versucht dabei, die Überempfindlichkeit gegen die Allergene allmählich abzubauen, also die Sensibilisierung rückgängig zu machen, indem man das Immunsystem langsam an die unverträglichen Stoffe gewöhnt.

Diese Behandlung ist freilich nur dann möglich, wenn die auslösenden Allergene möglichst alle durch Allergietests genau ermittelt werden können. Das beschränkt die Anwendung auf einige häufige Allergieformen; unter anderem kommt ein Versuch bei Heuschnupfen in Betracht.

Wirkungsweise

Die Wirkungsweise der gezielten Hyposensibilisierung erscheint relativ einfach. Zuerst wird exakt ermittelt, gegen welche Allergene eine Überempfindlichkeit besteht. Diese Allergene werden dann (soweit möglich) als Injektionslösung aufbereitet und zur Therapie verwendet.

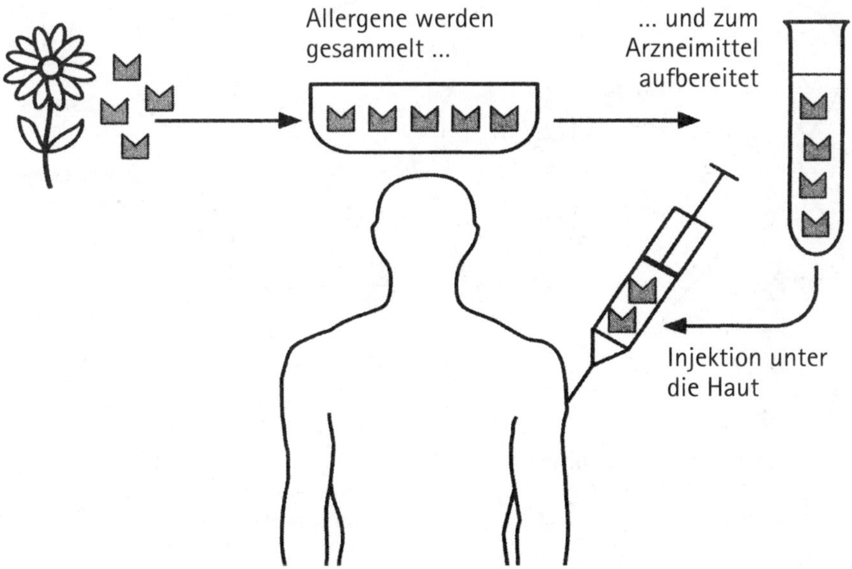

Gezielte Hyposensibilisierung (1)

In der Lösung befinden sich zunächst nur geringe Allergendosen, die mit hoher Wahrscheinlichkeit (völlig sicher läßt sich das im voraus nie beurteilen) unterhalb der Reizschwelle liegen, also keine akuten Symptome provozieren.

Injektionen müssen längere Zeit gegeben werden

Die Injektionen erfolgen unter die Haut und müssen längere Zeit verabreicht werden, damit sich das Immunsystem allmählich wieder an die Allergene gewöhnt.

Allmähliche Erhöhung der Allergendosis

Im Verlauf der Behandlung wird die Allergendosis vorsichtig erhöht, bis das Immunsystem auch die Allergenmengen wieder toleriert, mit denen man im täglichen Leben konfrontiert wird. Je nach Einzelfall werden die Injektionen regelmäßig oder als Serien mit längeren behandlungsfreien Intervallen angewendet.

2–3 Jahre Dauer

Insgesamt kann eine solche Kur 2–3 Jahre dauern.

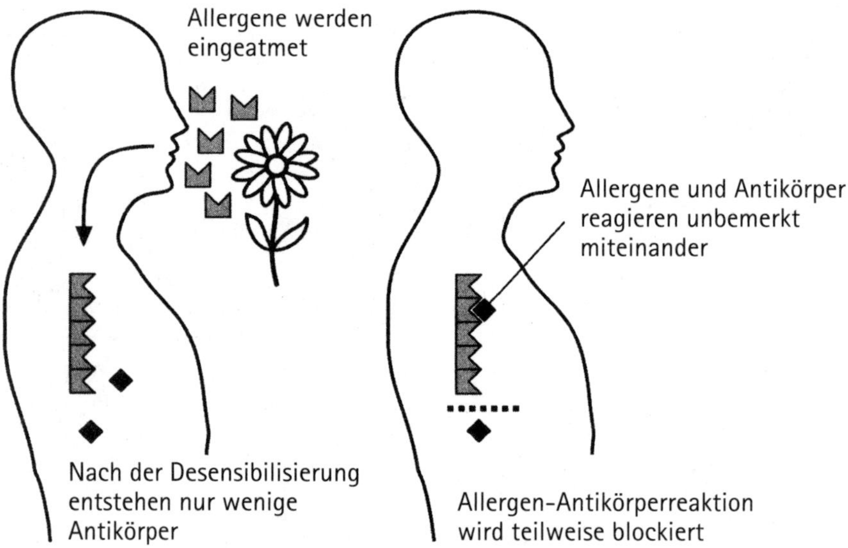

Gezielte Hyposensibilisierung (2)

Ob die gezielte Hyposensibilisierung in Frage kommt, hängt vor allem von den individuellen Reaktionen und der Art der unverträglichen Allergene ab. Gegen viele der selteneren Allergene gibt es bisher überhaupt noch keine bewährten Injektionslösungen zur Hyposensibilisierung. Das schließt die Durchführung ebenso aus wie nicht exakt im Test zu ermittelnde Allergene. Ein Teil der Allergiker spricht auf die Anwendung nicht oder nur unzulänglich an.

Ausnahmen der Behandlung

Schließlich gelingt es bei den Patienten, die auf sehr viele Stoffe überschießend reagieren, in der Praxis kaum, gegen alle diese Allergene zu hyposensibilisieren; in solchen Fällen erzielt man nur einen Teilerfolg. Das alles spricht jedoch nicht grundsätzlich gegen einen Versuch, denn schon eine teilweise Besserung erleichtert dem Allergiker das tägliche Leben.

Gute Erfolgsaussichten bei Heuschnupfen

Relativ gute Erfolgsaussichten bestehen nach praktischer Erfahrung bei den Pollenallergien, insbesondere beim Heuschnupfen. Bis zu 70 % der Betroffenen werden durch Hyposensibilisierung geheilt oder erleben zumindest eine dauerhafte Besserung. Wenn der Therapeut die Behandlung vorschlägt, soll sie also versucht werden.

Grundursachen der Allergie werden nicht vollständig beseitigt

Aber auch bei der Hyposensibilisierung zeigt sich nicht selten, daß damit die Grundursachen der Allergie nicht vollständig beseitigt werden. Man erzielt damit bestenfalls, daß das Immunsystem auf die im Augenblick unverträglichen Allergene nicht mehr überschießend reagiert, behebt also einen Teil der Ursachen. Unter Umständen kann sich im weiteren Verlauf jedoch eine Allergie gegen andere Stoffe entwickeln. Aus diesem Grund soll auch nach erfolgreicher Hyposensibilisierung unbedingt naturmedizinisch nachbehandelt werden, damit schließlich alle Immunstörungen ausheilen.

Nach erfolgreicher Therapie naturmedizinisch nachbehandeln

Nebenwirkungen selten

Die Mehrzahl der Allergiker verträgt eine korrekt durchgeführte Hyposensibilisierung gut. Nebenwirkungen drohen hauptsächlich dann, wenn zur falschen Zeit oder mit individuell zu hohen Allergendosen behandelt wird, außerdem bei besonders hoch sensibilisierten Patienten. Symptomatisch sind vor allem Juckreiz, Rötung und Schwellung an der Einstichstelle, Heuschnupfen- oder Nesselsuchtanfälle, manchmal

Atemnot, schlimmstenfalls sogar ein akut lebensbedrohlicher allergischer Schock. Diese Reaktionen können gleich nach der Injektion, unter Umständen aber auch erst Stunden später auftreten, und erfordern fachliche Hilfe. Vorsorglich bleibt man nach der Injektion noch einige Zeit in der Praxis, damit der Therapeut bei ernsteren Nebenwirkungen sofort behandeln kann.

Nach der Injektion noch in der Praxis bleiben

Als unangenehm empfinden viele Allergiker (vor allem Kinder) bei der Hyposensibilisierung die vielen Injektionen. Inzwischen gibt es dazu bei Pollenallergien eine Alternative, die *orale* (= durch den Mund) *Hyposensibilisierung*. Dabei werden Pollenkapseln mit den häufigsten Allergenen eingenommen, nicht injiziert. Das scheint bei Heuschnupfen ähnlich gut wie die Injektionsserien zu wirken, ist aber angenehmer und besonders gut verträglich. Nebenwirkungen treten nur selten auf, vor allem bei zu spät im Frühjahr beginnender Therapie. Meist kommt es dann lediglich zu leichten allergischen Hautsymptomen und/oder Stuhldrang, in der Regel aber nur für kurze Zeit.

Orale Hyposensibilisierung

Normalerweise beginnt die orale Hyposensibilisierung 6–8 Wochen vor den zu erwartenden ersten Symptomen des Heuschnupfens. Sie wird bis in den Herbst hinein fortgesetzt, wenn nach bisheriger Erfahrung keine Symptome mehr zu befürchten sind.

Beginn

Bei manchen Patienten genügt eine einzige Kur, um den Heuschnupfen zu beseitigen, andere müssen im Jahr danach nochmals behandeln. Grundsätzlich empfiehlt sich auch bei rascher Wirkung, 2 Jahre lang oral zu hyposensibilisieren, um Rückfällen vorzubeugen.

Manchmal genügt eine einzige Kur

Obwohl Kapseln mit verschiedenen Pollenarten rezeptfrei erhältlich sind, darf die orale Hyposensibilisierung bei Heuschnupfen nicht selbständig durchgeführt werden. Nur ein Naturmediziner, der über genügend Erfahrung mit dieser Therapie verfügt, kann beurteilen, ob sie im Einzelfall angezeigt ist, wie sie durchgeführt werden soll und welche Begleittherapie (z. B. Homöopathie) in Betracht kommt.

Nicht selbständig durchführen!

Die Wirkungsweise der oralen Hyposensibilisierung kann noch nicht sicher erklärt werden, wahrscheinlich entspricht sie nicht genau der bei Injektionstherapie. Theoretisch geht man davon aus, daß die eingenommenen Pollen unter anderem auf die Lymphknötchen im Darm wirken, die zum Immunsystem gehören. Sie werden vielleicht so beeinflußt, daß die Immunfunktionen nach Pollenkontakt keine überschießenden Reaktionen der Nasenschleimhaut mehr erzeugen.

Wirkungsweise

Theorie

Auch bei der oralen Hyposensibilisierung gilt die Einschränkung, daß damit nicht die generelle Neigung zu allergischen Reaktionen beseitigt wird. Es kommt also durchaus vor, daß man zwar nicht mehr auf Pollen allergisch reagiert, aber auf andere Stoffe, die vorher vertragen wurden. Deshalb wird der Therapeut vorsorglich ergänzende naturmedizinische Heilverfahren (wie Homöopathie) verordnen, die das gesamte Immunsystem umstimmen.

Die generelle Neigung zu allergischen Reaktionen wird nicht beseitigt

Antiallergische Arzneimittel

Zur medikamentösen Therapie des Heuschnupfens (und anderer Allergien) stehen heute zahlreiche chemische Arzneimittel zur Verfügung. Sie zeichnen sich normalerweise durch rasch einsetzende Unterdrückung der Symptome aus, ohne indes die Ursachen der Immunstörung heilen zu können.

Rasche Unterdrückung der Symptome

Da alle chemischen Antiallergika (auch die rezeptfreien) fachlich verordnet werden sollen, erübrigt es sich, an dieser Stelle auf die seltener verwendeten näher einzugehen. Wir beschränken uns darauf, die Antihistaminika und Dinatriumcromoglicicum genauer vorzustellen. Auf Kortikosteroide gehen wir im nächsten Kapitel gesondert ein.

Die Gruppe der *Antihistaminika* (Histamin-Rezeptoren-Blocker) wird bei vielen allergischen Krankheiten angewendet, um die Symptomatik zu lindern. Man unterscheidet H1- und H2-Antihistaminika, aber nur

Antihistaminika

die H1-Gruppe spielt in der Allergiebehandlung eine Rolle. Chemisch betrachtet handelt es sich dabei um Abkömmlinge anderer Arzneistoffe, z. B. der stark beruhigenden *Phenothiazine*. Häufig gebraucht man unter anderem die Antihistaminika *Bamipin, Promethazin, Mebhydrolin* und *Mequitazin* sowie *Cyproheptadin,* das gleichzeitig den bei Allergien ebenfalls wichtigen Mediator Serotonin hemmt.

Phenothiazide

Wirkung der Antihistaminika

Vereinfacht gesagt wirken die Antihistaminika, indem sie die Rezeptoren (Empfangsorgane) für Histamin, das die allergischen Symptome erzeugt, hemmen oder blockieren. Dann kann körpereigenes Histamin nicht oder abgeschwächt wirken, die allergischen Symptome werden verringert oder beseitigt. Wirksam sind die Antihistaminika hauptsächlich bei allergischem Schnupfen, Juckreiz und Hautallergien. Die Anwendung erfolgt nach Verordnung innerlich und/oder äußerlich.

Nebenwirkungen

Viele Antihistaminika erzeugen als unerwünschte Nebenwirkung Müdigkeit am Tag, die auch die geistige Leistungsfähigkeit und das Reaktionsvermögen (z. B. im Verkehr) vermindert. Manchmal kann es aber auch zur Erregung des zentralen Nervensystems kommen. Ferner beobachtet man nicht selten Mundtrockenheit, Magen-, Darm- und Augenstörungen, gelegentlich Blutschäden und Überempfindlichkeitsreaktionen der Haut.

Verzicht auf gleichzeitige Einnahme von Beruhigungsmitteln und Alkohol

Bei gleichzeitiger Einnahme von Beruhigungsmitteln oder Alkohol droht als Wechselwirkung vor allem verstärkte Müdigkeit, auf solche Kombinationen muß deshalb strikt verzichtet werden.

Kontraindikationen

Grundsätzlich nicht angezeigt sind Antihistaminika bei grünem Star (erhöhter Augeninnendruck), Prostatavergrößerung, in der Schwangerschaft und bei Kleinkindern.

Keine Selbstbehandlung!

Die möglichen Risiken der Antihistaminika lassen eine Selbstbehandlung auch mit den rezeptfrei erhältlichen Medikamenten nicht zu. Der Therapeut verordnet sie nach sorgfältiger Abwägung von Nutzen und

Gefahren bei stärkeren allergischen Symptomen, die eine medikamentöse Unterdrückung rechtfertigen. Die Anwendung soll so kurz wie möglich erfolgen und mit ursächlich wirksamen Naturheilverfahren kombiniert werden.

Dinatriumcromoglicicum

Der antiallergische Wirkstoff *Dinatriumcromoglicicum* wurde ursprünglich aus der Heilpflanze Ammi visnaga (Khellakraut, Zahnstocherdolde) gewonnen, heute bevorzugt man oft chemische Abkömmlinge wie Cromoglicinsäure. Sie eignen sich bei Asthma, allergischer Bronchitis und Heuschnupfen zur Linderung der Symptomatik. Etwa ⅔ der Patienten sprechen gut auf diese Wirkstoffgruppe an, die allergischen Überreaktionen werden bei ihnen allmählich verringert.

Linderung bei Heuschnupfen

Gute Verträglichkeit

Die Verträglichkeit gilt als gut, mögliche Reizungen der Schleimhäute als Nebenwirkung bilden sich meist bald zurück. Selten kann eine stärkere Verkrampfung der Bronchien auftreten, die unter Umständen den Abbruch der Therapie erfordert.

Die fertigen Arzneimittel mit diesen Antiallergika sind auch rezeptfrei erhältlich. Trotzdem gilt für sie ebenfalls, daß sie nur nach fachlicher Verordnung gebraucht werden sollten.

Anwendung

Die Anwendung erfolgt besonders leicht und sicher mit Dosieraerosolen, die auf Knopfdruck immer genau die richtige Dosis zur Inhalation abgeben. Ferner gibt es Pulver und Lösungen zum Einatmen, die aber mit einem Inhalator zuerst vernebelt werden müssen. Welche Zubereitungsform sich im Einzelfall am besten eignet, muß der Therapeut beurteilen.

Kortikosteroide für Notfälle

Unter dem Oberbegriff *Kortikosteroide* faßt man die lebenswichtigen Hormone der Nebennierenrinde zusammen, die unter anderem das Immunsystem beeinflussen. Daraus erklärt sich ihre Wirkung bei allergischen Krankheiten. Zur Therapie verwendet man heute überwiegend die chemischen Abkömmlinge der natürlichen Hormone, die wesentlich stärker wirken.

Kortison

Gegen *Kortison* und andere Kortikosteroide bestehen heute erhebliche Bedenken. Die ursprünglich als »Wundermittel« gefeierten Arzneimittel führen nämlich relativ oft zu schweren Nebenwirkungen, die schlimmer als die zu behandelnde Krankheit sein können.

Viele Patienten lehnen eine Kortisontherapie ab

Dies ist inzwischen auch vielen Patienten bekannt, die immer häufiger eine Kortikosteroidtherapie strikt ablehnen. Das ist freilich auch nicht gerechtfertigt, denn es gibt durchaus allergische Krankheitsbilder, bei denen auf diese Arzneimittel trotz aller Einwände nicht verzichtet werden kann. Das gilt zum Beispiel beim schweren Asthmaanfall, lebensbedrohlichen allergischen Schock und anderen ernsten allergischen Symptomen, die massiv unterdrückt werden müssen.

Sie ist aber manchmal erforderlich

Die möglichen Risiken der Kortikosteroide lassen sich verringern, wenn folgende Grundsätze beachtet werden:

Grundsätze zur Therapie

- Sorgfältige Abwägung von Nutzen und Risiken, die den Gebrauch bei leichteren allergischen Krankheiten (auch Heuschnupfen) grundsätzlich ausschließt.
- Dauer der Behandlung so kurz wie möglich halten, wobei sich meist einleitend eine hohe Dosierung mit rascher Wirkung empfiehlt, die schrittweise rasch reduziert wird. Länger als 1–2 Wochen sollten auch geringe Dosen nur im begründeten Einzelfall verabreicht werden.
- Einnahme der gesamten Tagesdosis möglichst am frühen Morgen, denn um diese Zeit schüttet auch der Körper selbst am meisten Kortikosteroide aus. Er ist deshalb auf hohe Doden eingestellt und verträgt sie besser; darüber hinaus kann bei dieser Form der Verabreichung die wirksame Dosis oft geringer liegen als bei mehrmaliger Einnahme kleiner Dosen über den Tag verteilt.
- Keine selbständige Erhöhung der Dosis oder plötzliche Unterbrechung der Einnahme, weil sonst ern-

ste Nebenwirkungen drohen. Grundsätzlich gilt, daß der Abbruch der Kortikosteroidtherapie desto länger dauert, je länger die Medikamente vorher eingenommen wurden, denn der Körper muß sich erst wieder umstellen; die schrittweise Reduzierung der Dosis verordnet stets der Therapeut.

Unter diesen Voraussetzungen kann eine Behandlung mit Kortikosteroiden in ernsten Fällen durchaus einmal angezeigt sein. Man muß dann aber berücksichtigen, daß die Hormone häufig die Wirkung von Naturheilverfahren be- und verhindern. Deshalb ist eine Kombination von Kortikosteroiden mit Naturheilmitteln grundsätzlich nicht angezeigt. Nach der Hormontherapie kann eine Pause von 6–8 Wochen erforderlich sein, ehe Naturheilverfahren wieder wirksam werden können.

Kortison verhindert die Wirkung von Naturheilverfahren

Eine Kombination ist nicht angezeigt

Die Kortikosteroide werden in unterschiedlicher Zubereitung verabreicht. Man kann sie äußerlich anwenden, einnehmen, injizieren, zum Teil auch inhalieren. Stets sollte die Anwendungsform gewählt werden, die den gesamten Körper am wenigsten belastet, bei Heuschnupfen und Asthma zum Beispiel bevorzugt die Inhalation. Aber auch das kann nur der Therapeut je nach Einzelfall entscheiden.

Unterschiedliche Zubereitung

Als Nebenwirkungen, die hauptsächlich bei längerem Gebrauch auftreten, drohen vor allem allgemeine Schwächung des Immunsystems mit erhöhter Krankheitsanfälligkeit, Störungen des Mineralstoffhaushalts, Knochenentkalkung (Osteoporose), hoher Blutdruck, Zuckerkrankheit, schmerzlose blutende Magengeschwüre, Wasseransammlung in den Geweben und Hautschäden bei äußerlicher Anwendung. Die schwerste Nebenwirkung, das *Cushing-Syndrom*, verursacht Zuckerkrankheit, Bluthochdruck, Knochenerweichung, Fettansatz am Rumpf und bläulich-rotes »Vollmondgesicht«. Wenn derartige Nebenwirkungen beobachtet werden, muß die Therapie im allgemeinen frühzeitig schrittweise abgebrochen werden.

Nebenwirkungen

Cushing-Syndrom

Naturmedizinische Therapie des Heuschnupfens

Chemische Arzneimittel können bei allergischen Krankheiten angezeigt sein, um Symptome zu lindern, Naturheilverfahren sind stets erforderlich, um die Ursachen zu behandeln. Auch sie garantieren keine völlige Heilung, aber sie sind der einzige Weg, um das gestörte Immunsystem tiefgreifend umzustimmen, bis es schließlich wieder normal reagiert. Das kann lange Zeit in Anspruch nehmen, abhängig davon, wie gut der einzelne Patient auf die Therapie anspricht.

Naturheilverfahren behandeln die Ursachen einer Krankheit

Ein Risiko ist aber selbst mit jahrelanger Behandlung nicht verbunden, denn eine korrekt durchgeführte naturmedizinische Therapie verursacht keine ernsteren Nebenwirkungen, wie sie von chemischen Medikamenten oft drohen.

Kein Risiko

Man darf die naturmedizinischen Maßnahmen aber keinesfalls mit »harmlosen Hausmitteln« verwechseln, die einfach kritiklos zur Selbsthilfe gebraucht werden könnten. Zwar stehen sie überwiegend nicht unter Rezeptpflicht, aber ihre Anwendung erfordert ebenfalls fundiertes medizinisches Wissen. Grundsätzlich bleiben sie deshalb fachlicher Verordnung vorbehalten. Nur einige können bei Bedarf auch selbständig verabreicht werden, wie später noch beschrieben wird.

Anwendung erfordert fundiertes medizinisches Wissen

Unspezifische Hyposensibilisierung

Eine gezielte Hyposensibilisierung, die weiter vorne bei den Heilverfahren der Schulmedizin vorgestellt wurde, gelingt bei vielen Allergikern nicht oder nur unvollständig. Dann fährt der Naturmediziner häufig eine unspezifische Hyposensibilisierung durch. Sie richtet sich nicht gezielt gegen einzelne Allergene, sondern erfaßt das gesamte gestörte Immunsystem. Seine

Sie erfaßt das gesamte gestörte Immunsystem

Funktionen sollen so verändert werden, daß es auf alle Allergene nicht mehr überschießend reagiert.

Anwendungsgebiete

Die Methode empfiehlt sich bei allen allergischen Krankheiten, bei denen eine spezifische Hyposensibilisierung nicht oder nur teilweise möglich ist. Sie kann aber auch unabhängig von der gezielten Hyposensibilisierung angewendet werden, um beispielsweise zu verhindern, daß das Immunsystem irgendwann auf andere Allergene überempfindlich reagiert. Praktisch ist die Therapie bei nahezu allen allergischen Erkrankungen angebracht, denn es erscheint immer sinnvoll, in solchen Fällen die Immunfunktionen umfassend zu beeinflussen.

Bei allen allergischen Erkrankungen angebracht

Reizkörper

Zur Therapie werden verschiedene Reizkörper verwendet, die zu einer Heilreaktion des Immunsystems führen können. Üblich sind vor allem die folgenden Naturheilverfahren:

Ameisen-, Bienengift oder Mistelextrakt

- Injektionsserien mit *Ameisen-, Bienengift* oder *Mistelextrakt,* die auch in homöopathischer Zubereitung einen umstimmenden Reiz auf das Immunsystem ausüben.

Eigenbluttherapie

- *Eigenbluttherapie,* bei der man dem Patienten Blut aus der Armvene entnimmt und dann als Reizstoff in den Gesäßmuskel injiziert; zum Teil wird das Blut vorher noch UV-Strahlen ausgesetzt oder mit homöopathischen Medikamenten kombiniert, um die Wirkung zu verbessern. Auch dadurch erzielt man eine gute Umstimmung.

Schröpf- oder Blutegeltherapie

- *Schröpf-* oder *Blutegeltherapie,* bei der in der Haut körpereigene Reizstoffe entstehen, die zur allgemeinen Umstimmung des Immunsystems führen.

Die unspezifische Hyposensibilisierung bewährt sich bei vielen allergischen Krankheiten gut, insbesondere kombiniert mit anderen Heilverfahren. Ihre umstimmende Wirkung kann maßgeblich dazu beitragen, daß die anderen naturmedizinischen Maßnahmen die Ursachen der Allergie schließlich vollends überwinden.

Medikamentöse Behandlung

Die Arzneimittel der Naturmedizin gegen allergische Krankheiten lindern zum Teil zwar auch Symptome, aber anders als bei den chemischen Medikamenten der Schulmedizin besteht darin nicht ihre Hauptaufgabe.

Sollen Ursache der Allergie heilen

In erster Linie sollen sie die Ursachen der Allergie heilen, damit die Symptome dauerhaft verschwinden. Im Vordergrund stehen dabei die zahlreichen homöopathischen Wirkstoffe zur individuellen Therapie, ergänzt durch pflanzliche Antiallergika. Zusätzlich bewähren sich oft Milz- und Thymusextrakte gut, um die Immunfunktionen gezielt zu beeinflussen.

Homöopathische Heilmittel

Samuel Hahnemann

Heute auch von der Schulmedizin anerkannt

Ohne die Homöopathie, die vor rund 200 Jahren von dem deutschen Arzt *Samuel Hahnemann* (1755–1843) begründet wurde, ist die moderne Naturmedizin nicht mehr vorstellbar. Selbst die offizielle Medizin, bis vor kurzem noch erbitterte Gegnerin dieses Heilverfahrens, öffnet sich allmählich für die »andere Medizin«, denn die Heilerfolge lassen sich nicht länger ignorieren.

Regulationstherapie

Als Regulationstherapie nutzt die Homöopathie den »inneren Arzt«, also die körpereigenen Abwehr- und Selbstheilungsfunktionen, mit denen die Natur uns ausstattete. Auf diese Weise lassen sich nahezu alle Krankheiten beeinflussen, wenngleich nicht immer heilen.

Bei allergischen Erkrankungen oft hervorragende Ergebnisse

Auch bei allergischen Erkrankungen erzielt man durch individuell richtig ausgewählte homöopathische Heilmittel oft hervorragende Ergebnisse, weil dadurch die ursächliche Störung des Immunsystems normalisiert werden kann.

Vorstellung der Wirkung

Es führte zu weit, die Grundlagen der Homöopathie hier ausführlich darzustellen. Vereinfacht gesagt beruht sie auf der Vorstellung, daß schwache Arzneireize in der Lage sind, die Selbstheilungskräfte des Körpers gezielt gegen die Krankheitsursachen zu aktivieren.

Dazu verwendet man pflanzliche, tierische, mineralische, zum Teil auch chemische Stoffe, die zunächst unverdünnt an gesunden Menschen erprobt werden. Bei diesen *Arzneimittelprüfungen* stellt man fest, zu welchen Wirkungen diese Substanzen bei Gesunden führen. Sie werden im *Arzneimittelbild* zusammengefaßt.

Arzneimittelprüfungen

Arzneimittelbild

Zur Behandlung einer Krankheit wählt der Therapeut anhand der Arzneimittelbilder nun den Wirkstoff aus, dessen Auswirkungen auf Gesunde den Symptomen des Patienten am nächsten kommen (Ähnlichkeitsregel).

Ein einfaches Beispiel mag das verdeutlichen:

Anwendungsbeispiel

Zwiebeln erzeugen bei Gesunden unter anderem laufende Nase und tränende Augen; deshalb werden sie in der Homöopathie verdünnt (potenziert) beispielsweise zur Therapie von Schnupfen mit ähnlichen Symptomen eingesetzt.

Allerdings kann man nicht jede beliebige Verdünnung des Wirkstoffs verwenden, sie muß stets auf den Einzelfall abgestimmt sein. Die individuell richtige Potenz eines homöopathischen Heilmittels ist von ähnlicher Bedeutung wie der richtige Wirkstoff selbst, eine falsche Potenz kann völlig wirkungslos bleiben.

Verdünnung muß auf den Einzelfall abgestimmt sein

Bei der Auswahl homöopathischer Mittel berücksichtigt man aber nicht allein die körperlichen Symptome, sondern auch die individuellen Lebensumstände und Eigenarten der Persönlichkeit des Patienten. Homöopathische Mittel müssen nämlich »maßgeschneidert« angewendet werden, also so genau wie möglich zum einzelnen Patienten als Ganzheit passen.

Berücksichtigung der individuellen Lebensumstände und Eigenarten

Bei Heuschnupfen werden unter anderem folgende Wirkstoffe verwendet:

Homöopathische Mittel bei Heuschnupfen

- *Acidum formicicum* (Ameisensäure) zur allgemeinen Umstimmung bei Allergien, insbesondere auch zur Grundbehandlung bei Heuschnupfen.
- *Ailanthus glandulosa* (Götterbaum) bei Heuschnupfen, der mit leichtem »Heufieber« einhergeht.

- *Arum maculatum* (Gefleckter Aronstab) allgemein bei Heuschnupfen.
- *Euphorbium* (Gummiresina) allgemein bei Heuschnupfen, insbesondere bei begleitender Bindehautentzündung.
- *Luffa operculata* (Luffaschwamm), eines der wichtigsten Mittel zur Linderung der Symptome des Heuschnupfens.
- *Sabadilla officinalis* (Läusesamen) allgemein bei Heuschnupfen, vor allem auch bei stärkerer Bindehautentzündung.

Nicht zur Selbsthilfe geeignet

Daneben gibt es noch eine Reihe weiterer homöopathischer Wirkstoffe, die im Einzelfall angezeigt sind. Die Auswahl des individuell richtigen Mittels in der passenden Potenz setzt Fachkenntnisse, Erfahrung und Einfühlungsvermögen voraus. Deshalb kann die Homöopathie trotz ihrer guten Verträglichkeit nicht zur Selbsthilfe empfohlen werden. Sicher findet auch der medizinische Laie einmal das genau passende Mittel, aber das hängt zu sehr vom Zufall ab und ist deshalb nicht zu vertreten. Zumindest die klassische Homöopathie*, die sich genau nach den Regeln Hahnemanns richtet, bleibt unbedingt fachlicher Verordnung vorbehalten.

Klassische Homöopathie

Mittlerweile gibt es jedoch eine Variante, die sich bei leichteren Erkrankungen bedingt zur Selbsthilfe eignet, die *Komplexhomöopathie*. Sie sucht nicht lange nach dem individuell genau richtigen Einzelmittel, sondern verwendet homöopathische Komplexe aus mehreren Wirkstoffen, die sich bei vielen an der gleichen Krankheit leidenden Menschen gut bewähren. Indem man sie miteinander kombiniert, erhöht sich die Wahrscheinlichkeit, daß sich darunter auch das »maßgeschneiderte« Einzelmittel befindet. Aber

Komplexhomöopathie

* Ausführliche Informationen dazu enthält das Buch *Was Homöopathie ist und wie sie wirkt – Heilung nach einem bewährten Naturgesetz* von Josef Maria Rau, erschienen im Jopp/Oesch Verlag, Zürich, ISBN 3-0350-5054-6.

selbst wenn das nicht zutrifft, erzielt man mit den Komplexen meist eine Wirkung, denn ihre Bestandteile ergänzen und verstärken sich gegenseitig. Man erreicht zwar nicht genau die Wirkung des individuell richtigen Einzelmittels, durch das Zusammenspiel mehrerer, in ähnliche Richtung wirkender Substanzen aber einen ähnlichen therapeutischen Effekt.

Vorteil der Komplexhomöopathie

Der Vorteil der Komplexhomöopathie besteht darin, daß man nicht zeitaufwendig das genau passende Einzelmittel suchen muß. Das erleichtert die Anwendung in der Praxis, auch unerfahrene Therapeuten und Patienten können mit diesen Medikamenten arbeiten.

Die klassische Homöopathie lehnt diese Variante zwar ab, ein Versuch kann aber empfohlen werden. Erzielt man dabei tatsächlich keine Wirkung, kann immer noch nach der klassischen Methode behandelt werden (sofern die Krankheit keine rasche Hilfe erfordert).

Die klassischen homöopathischen Einzelmittel erkennt man daran, daß sie lediglich die Bezeichnung des Wirkstoffs und die Potenz angeben. Kornplexmittel dagegen sind unter geschützten Handelsnamen als Fertigarzneimittel in der Apotheke erhältlich. Hier kann sich der medizinische Laie zur Selbsthilfe bei der Auswahl des geeigneten Medikaments fachlich beraten lassen. In der Regel sind alle bei Heuschnupfen geeigneten Komplexe rezeptfrei erhältlich.

Beratung in der Apotheke

Homöopathische Wirkstoffe können manchmal sehr rasch helfen, vor allem bei akuten Symptomen, gegen die das »maßgeschneiderte« Einzelmittel genau gefunden wurde. Meist dauert es aber einige Zeit, ehe die Wirkung spürbar wird, denn die körpereigenen Regulationen müssen zunächst in Gang gesetzt werden. Bei Bedarf kann die Zeit bis zum Eintritt der Wirkung durch andere Arzneimittel (außer Kortikosteroide) überbrückt werden, damit der Patient nicht unnötig an erheblichen Beschwerden leidet. Bei leichten Symptomen kann die Wartezeit im allgemeinen aber ohne zusätzliche Medikamente überstanden werden.

Meist dauert es einige Zeit, bis die Wirkung spürbar wird

Wichtiger Vorteil der Homöopathie

Ein wichtiger Vorteil der Homöopathie gerade bei chronischen Krankheiten besteht darin, daß die Heilmittel auch bei Langzeittherapie gut vertragen werden.

Erstverschlimmerung

Allerdings kann es anfangs zur kurzen *Erstverschlimmerung* kommen. Diese darf jedoch nicht als Nebenwirkung mißverstanden werden, sondern zeigt an, daß der Organismus sich wieder aktiv mit den Krankheitsursachen auseinandersetzt. Die Verschlimmerung der Symptomatik dauert im allgemeinen nur wenige Stunden oder 1–2 Tage, danach beginnt oft die Besserung.

Nicht unterdrücken!

Keinesfalls darf die Erstverschlimmerung durch chemische Arzneimittel unterdrückt werden, sonst schwächt man auch die Heilreaktionen ab. In der Regel erfordert die kurze Verschlimmerung überhaupt keine Therapie, allenfalls kann das homöopathische Mittel vorübergehend geringer dosiert oder abgesetzt werden, bis die Verschlimmerung überstanden ist.

Es können neue Krankheitsbilder auftreten, die früher durch chemische Arzneimittel unterdrückt wurden

Im Verlauf einer längeren homöopathischen Behandlung treten im Einzelfall neue Krankheitsbilder auf, die aber auch keine Nebenwirkungen darstellen. Vielmehr handelt es sich dabei um Erkrankungen, die früher durch chemische Arzneimittel lediglich unterdrückt, aber nicht geheilt wurden. Sie machen sich nun unter dem Einfluß der Homöopathie erneut bemerkbar und können endgültig geheilt werden. Dazu verordnet der Therapeut die zusätzlich notwendigen homöopathischen Heilmittel. Auch das erfordert viel Erfahrung und Fachwissen, ein weiteres Argument gegen die homöopathische Selbsthilfe.

Pflanzliche Antiallergika

Phytotherapie

Die *Phytotherapie* (Pflanzenheilkunde), neben der Homöopathie eine weitere Säule der modernen Naturmedizin, wird bei allergischen Krankheiten vor allem ergänzend angewendet, insbesondere zur raschen Linderung der Symptome. Dazu bevorzugt man pflanzliche Arzneimittel aus der Apotheke, denn nur diese gewährleisten die standardisierte, also stets gleichbleibende Zufuhr der Hauptwirkstoffe. Beim Tee aus Heilpflanzen sind natürliche Schwankungen des Wirkstoffgehalts unvermeidlich, er kommt deshalb nur zur ergänzenden Selbsthilfe in leichten Fällen in Betracht.

Pflanzliche Arzneimittel aus der Apotheke

> Heilpflanzen können bei entsprechender individueller Überempfindlichkeit selbst zu Allergenen werden. Deshalb dürfen sie nie ohne fachliche Zustimmung verabreicht werden. Treten Nebenwirkungen (z. B. allergische Hautreaktionen) auf, muß die Therapie abgebrochen werden.

Pflanzliche Fertigarzneimittel sind überwiegend rezeptfrei erhältlich, sollen bei Allergien aber fachlich verordnet werden. Man gebraucht sie nach Anweisung teils innerlich, teilweise zur Inhalation oder Nasenspülung. Zur Selbsthilfe kann man in der Apotheke Kräutermischungen zusammenstellen lassen oder diese selbst aus den einzelnen Kräutern herstellen. Dazu eignen sich die folgenden Rezepturen gut.

Fachliche Verordnung bei Heuschnupfen

Rezepturen

Nasenspülung bei Heuschnupfen

In 3/4 l kaltes Wasser 1 Eßlöffel Ackerschachtelhalm (Zinnkraut) geben, langsam zum Kochen bringen und zugedeckt noch 15 Minuten ziehen lassen.

Dann den Tee abseihen und in einen speziellen Nasengießer (Sanitätshaus) oder in eine Teekanne mit »Schnauze« füllen.

Zur Spülung legt man den Kopf weit zurück in den Nacken und gießt den Tee in kleinen Portionen abwechselnd in das rechte und linke Nasenloch. Er rinnt in den Nasen-Rachen-Raum und wird ausgespuckt.

Bei akuten Symptomen führt man die Spülung 5mal täglich durch, zur Vorbeugung und Nachbehandlung 2-bis 3mal am Tag.

Inhalation bei Heuschnupfen

Zunächst 4 Eßlöffel Ackerschachtelhalm mit je 2 Eßlöffeln Kamille und Thymian gut vermischen. Davon gibt man 1 Eßlöffel (der Rest wird als Vorrat aufbewahrt) auf ¼ l kochendes Wasser und läßt zugedeckt noch 10 Minuten ziehen.

In der Zwischenzeit bringt man 1 l Wasser zum Kochen. Der Tee wird abgeseiht und dem kochenden Wasser zugefügt.

Zur Inhalation stellt man den zugedeckten Topf mit kochendem Wasser und Kräutertee auf den Tisch, setzt sich davor und hüllt Kopf, Schultern und Topf so in eine große Wolldecke, daß kein Dampf entweicht. Dann öffnet man den Topfdeckel und atmet den Kräuterdampf 10–15 Minuten lang tief durch die Nase ein. Die Inhalation wird 2- bis 3mal täglich durchgeführt, zur Vorbeugung und Nachbehandlung genügt 1mal am Tag.

Bequemer inhaliert man mit elektromedizinichen Geräten, denen die Heilpflanzen als fertige Inhalationslösungen zugefügt werden, oder mit Arzneimitteln (Aerosole) in Sprayform. Diese Zubereitungsformen helfen oft besser als die einfache Dampfinhalation, weil die Wirkstoffe feiner vernebelt werden.

Inhalation bei Asthma

Wenn der Therapeut zustimmt, kann auch bei Asthma eine Mischung aus Kräutern zum Inhalieren angewendet werden. Bewährt hat sich die Kombination aus je 4 Eßlöffeln Gänsefingerkraut und Thymian mit je 2 Eßlöffeln Ackerschachtelhalm und Kamille, die man auf Vorrat herstellt.

Davon gibt man 1 Eßlöffel auf ¼ l kochendes Wasser und läßt zugedeckt noch 10 Minuten ziehen, dann wird abgeseiht, und man fügt 10 Tropfen Eukalyptusöl (Vorsicht – nicht immer verträglich) zu.

Die Anwendung erfolgt wie die Inhalation beim Heuschnupfen, Inhaliert wird 2- bis 3mal täglich, um Häufigkeit und Schwere der Asthmaanfälle zu vermindern und chronischer Bronchitis vorzubeugen. Elektrische Inhalatoren eignen sich bei Asthma wesentlich besser, weil nur die sehr fein vernebelten Tröpfchen daraus tief in die Bronchien gelangen.

Zusätzlich empfiehlt sich bei Asthma die innere Behandlung mit Heilkräutern. Grundsätzlich sind fertige Zubereitungen nach fachlicher Verordnung vorzuziehen. In leichteren Fällen kann man aber auch einen krampf- und schleimlösenden, hustenstillenden Tee verwenden, zum Beispiel nach folgender Rezeptur.

Asthmatee
Zunächst 5 Eßlöffel Eibisch, je 4 Eßlöffel Gänsefingerkraut und Spitzwegerich, je 3 Eßlöffel Fenchel, Huflattich und Thymian sowie je 1 Eßlöffel Gänseblümchen, Holunder, Königskerze und Veilchen gut vermischen.

Davon gibt man 2 Teelöffel (der Rest wird als Vorrat aufbewahrt) auf 1 Tasse kaltes Wasser, kocht auf und läßt zugedeckt noch 10 Minuten ziehen.

Nach dem Abseihen wird der Tee mit etwas Kandiszucker oder Honig (letzterer nur, wenn keine Allergie dagegen besteht) gesüßt und in kleinen Schlucken eingenommen, Tagesdosis 3–4 Tassen.

Alle anderen Heilpflanzen, die bei Heuschnupfen und Asthma angezeigt sein können, verordnet nach Bedarf der Therapeut. Zur Selbsthilfe kommen sie nicht in Frage, deshalb muß hier nicht weiter darauf eingegangen werden.

Andere Heilpflanzen verordnet der Therapeut

Milz- und Thymusextrakte

Die Aufgaben der Milz und Thymusdrüse im körpereigenen Immunsystem wurden weiter vorne bereits ausführlich beschrieben. Die Naturmedizin versucht bei Allergien oft, durch Extrakte dieser Organe eine Umstimmung der gestörten Immunfunktionen zu erreichen.

Umstimmung der gestörten Immunfunktionen

Das bewährt sich in der Praxis vielfach zur Grundbehandlung, unter anderem auch bei Heuschnupfen und Asthma.

Wirkungsweise der Organtherapie

Die Wirkungsweise der Organtherapie kann heute aus schulmedizinischer Sicht noch nicht genau erklärt werden. Die Naturheilkunde geht von der Vorstellung aus, daß die als Arzneimittel zubereiteten Organextrakte im Körper gezielt auf die entsprechenden Organe wirken, der Milzextrakt also die Milz, der Thymusextrakt die Thymusdrüse beeinflußt. Die Funktionen der Organe werden durch den heilenden Reiz, den der Organextrakt ausübt, normalisiert und gestärkt. Das konnte zwar noch nicht wissenschaftlich exakt nachgewiesen werden, aber die praktische Erfahrung bestätigt diese Theorie immer wieder.

Thymusextrakte helfen bei allergischen Krankheiten gut

Thymusextrakte helfen bei allergischen Krankheiten zum Teil am besten. Ihre allgemein umstimmende Wirkung reguliert die überschießenden Funktionen des Immunsystems, die Neigung zu allergischen Reaktionen wird allmählich vermindert. Darüber hinaus diskutiert man noch eine indirekt umstimmende Wirkung auf das vegetative Nervensystem, die gleichfalls mit zur Besserung der Allergie beitragen kann.

Injektion von Thymusextrakten

Die besten Ergebnisse erzielt man durch Injektion von Thymusextrakten. Sie empfiehlt sich vor allem bei akuten allergischen Symptomen und zur Langzeittherapie schwerer allergischer Krankheiten. In einfacheren Fällen kann Thymusextrakt inzwischen auch eingenommen werden, das erspart den Patienten die häufig als unangenehm empfundenen Injektionsserien. Heuschnupfen spricht im allgemeinen gut auf die orale Thymustherapie an, während bei Asthma oft (zumindest einleitend) die Injektionen vorzuziehen sind.

Milzextrakte

Milzextrakte können ebenfalls regulierend in die gestörten Immunfunktionen eingreifen, um die Ursachen allergischer Krankheiten zu heilen. Zwar werden dadurch auch akute Symptome oft bald gelindert, in erster Linie eignet sich Milzextrakt jedoch zur Vorbeugung und Nachbehandlung allergischer Erkrankungen über längere Zeit. Bei stärkeren Beschwerden

Eignen sich besonders zur Vorbeugung und Nachbehandlung

bevorzugt man die Injektionen, ansonsten kann Milzextrakt eingenommen werden.

Auch die Homöopathie verwendet Organextrakte

Auch die Homöopathie wendet Organextrakte aus Milz und Thymusdrüse in unterschiedlichen Potenzen zur Allergietherapie an. Zum Teil erzielt man damit sogar bessere Ergebnisse als mit den unverdünnt verabreichten Extrakten, weil die homöopathische Potenzierung die Heilreaktionen verstärken kann. Die Entscheidung für homöopathische Organzubereitungen bleibt dem Therapeuten vorbehalten.

Bei leichteren allergischen Krankheiten dürfen Thymus- und Milzextrakte zur ergänzenden Selbsthilfe verwendet werden. In allen ernsteren Fällen muß der Therapeut prüfen, ob und wie lange diese Therapie durchgeführt werden soll.

Neural-, Segment- und Reiztherapie

Eine Form der Reiztherapie, die unspezifische Hyposensibilisierung, stellten wir bereits ausführlich vor. Sie steht bei allergischen Krankheiten im Vordergrund, die anderen Methoden der Reizbehandlung werden gegen Heuschnupfen und Asthma seltener angewendet. Im Einzelfall kann der Therapeut eine Kombination der Reiztherapie mit Neural- und Segmenttherapie versuchen.

Neural- und Segmenttherapie

Die *Neural-* und *Segmenttherapie* beruht auf der Tatsache, daß Nervenverbindungen zwischen verschiedenen Hautzonen und inneren Organen bestehen. Sie erklären, weshalb bei Krankheiten der Organe Schmerzen in die Haut ausstrahlen können, bei Herzleiden zum Beispiel Schmerzen im linken Arm. Umgekehrt ist es aber auch möglich, von außen über die Hautsegmente Einfluß auf erkrankte Organe zu nehmen.

Diese Segmenttherapie gehört zu den Naturheilverfahren, die man unter dem Oberbegriff *Neuraltherapie* zusammenfaßt.

Andere Heilverfahren der Neuraltherapie

Andere Heilverfahren der Neuraltherapie behandeln nicht erkrankte Organe von außen über Hautsegmente, sondern sanieren Krankheitsherde und Störfelder, die das Immunsystem chronisch stören. Das können zum Beispiel symptomarme Entzündungen an Zahnwurzeln und Mandeln oder alte Narben sein, die durch Fernwirkung zu Krankheiten beitragen. Nicht selten wird die Heilung einer Erkrankung durch solche Herde und Störfelder blockiert. Erst wenn sie beseitigt sind, kann auch die Krankheit ausheilen.

Procain und Lidocain

Zur klassischen Neuraltherapie verwendet man örtlich betäubende Medikamente wie *Procain* und *Lidocain*. Sie werden in Hautsegmente oder Störfelder injiziert. Durch Fernwirkung können sie bereits bei der ersten Anwendung spontan alle Symptome beseitigen *(Sekundenphänomen)*, aber das bedeutet in der Regel noch keine Heilung. Meist sind mehrere Injektionen notwendig, ehe eine Krankheit dauerhaft heilt.

Sekundenphänomen

Bei Heuschnupfen und Asthma

Bei Heuschnupfen und Asthma können die Injektionen ebenfalls rasch zur Linderung der Symptome führen. Dazu muß der Therapeut genau die individuell richtigen Segmente oder Störfelder ermitteln.

Ergänzung zu anderen Antiallergika der Naturmedizin

Allein durch Neuraltherapie gelingt die völlige Heilung allergischer Krankheiten meist nicht, sie ergänzt und verstärkt lediglich die Wirkungen anderer, spezifischer Antiallergika der Naturmedizin. Ein Versuch lohnt sich insbesondere bei hartnäckigen Allergien, die auf andere Heilverfahren nur unzulänglich ansprechen.

Akupunktur – Elektroakupunktur

Chinesische Auffassung von Krankheit

Die traditionelle chinesische Medizin geht von der Vorstellung aus, daß Erkrankungen als Folge einer Energiestörung im Körper entstehen. Bei Allergien stellt man häufig eine Energiefülle fest, aus der sich die überschießenden Reaktionen des Immunsystems ableiten lassen. Wenn dieser Energieüberschuß ausgeleitet und der gesamte Energiestrom wieder harmonisiert wird, kann die Allergie ausheilen. Dazu wendet man verschiedene Techniken an, die alle über Hautpunkte auf den Energiebahnen (Meridiane) den Energiezustand verändern.

Meridiane

Die klassische Akupunktur wird mit Nadeln durchgeführt, die der Therapeut in Punkte sticht und darin bewegt. Auf diese Weise kann Energie um- und ausgeleitet, angeregt oder gedämpft werden. Die zu behandelnden Punkte ermittelt der Therapeut vor Behandlungsbeginn durch eine spezielle Diagnostik, die hier nicht näher beschrieben werden kann. Sie gibt Auskunft über den Energiezustand des Körpers und die Art der Energiestörung, die bei einer Erkrankung besteht. Erst daraus erkennt man, welche Hautpunkte über welchen Meridianen behandelt werden müssen. Manchmal wird die Akupunktur auch mit brennenden Kräuterkegeln als *Moxibustion* durchgeführt. Diese Technik kann unter Umständen besonders rasch und intensiv wirken, weil ein stärkerer Heilreiz ausgeübt wird. Allerdings empfinden viele Patienten die Prozedur als unangenehm.

Klassische Akupunktur

Moxibustion

Als moderne Alternative zur klassischen Akupunktur gibt es heute die Elektroakupunktur, zu der im weiteren Sinn auch die Laserakupunktur gerechnet wird. Beide wirken besonders schonend und nicht selten besser als die klassischen Verfahren.

Zur *Elektroakupunktur* werden die Hautpunkte durch elektrischen Strom beeinflußt, den man mittels Elektroden überträgt. Die *Laserakupunktur* erfolgt mit scharf gebündelten Licht-(Laser-)strahlen, die auf die Hautpunkte gerichtet werden. Praktische Erfahrung und wissenschaftliche Untersuchungen bestätigen, daß diese beiden Verfahren den Energiezustand des Körpers tatsächlich ähnlich gut wie die klassische Akupunktur verändern. Zuweilen erweist sich die traditionelle Nadelbehandlung allerdings doch als besser wirksam, sie wird durch Elektro- und Laserakupunktur also nicht ganz überflüssig.

Elektroakupunktur

Laserakupunktur

Welche der Techniken im Einzelfall optimal helfen kann, vermag nur der erfahrene Therapeut zu beurteilen. Oft wendet man heute zunächst Elektro- oder Laserakupunktur an und behandelt erst dann mit Nadeln, wenn keine befriedigende Wirkung erzielt wird.

5–10 Behandlungen sind erforderlich

Bereits nach der 1. Anwendung kann spürbare Besserung eintreten, aber zur vollständigen Harmonisierung des Energiezustands sind mindestens 5–10 Behandlungen erforderlich. Diese Grundbehandlung wird dann durch andere Naturheilverfahren ergänzt, denn allein durch die Punktbehandlung läßt sich eine allergische Erkrankung kaum heilen.

Akupressur kann zur Selbsthilfe genutzt werden

Während alle Techniken der Akupunktur fachlicher Anwendung vorbehalten bleiben, kann die Akupressur bei leichteren allergischen Krankheiten auch zur Selbsthilfe genutzt werden. Bei dieser Behandlungstechnik beeinflußt man die Hautpunkte lediglich durch kreisenden Druck mit den Fingerkuppen. Auch auf diese Weise läßt sich der Energiezustand des Körpers normalisieren.

Die Technik der Akupressur sollte möglichst nach fachlicher Anweisung erlernt werden, denn von der richtigen Durchführung hängt der Erfolg ab. Notfalls kann man die Anwendung aber auch mit Hilfe eines einschlägigen Buchs erlernen. In solchen Ratgebern findet man auch Hinweise auf die bei verschiedenen Erkrankungen zu behandelnden Punkte, die hier unmöglich alle beschrieben werden können. Wir beschränken uns auf die Standardpunkte zur Therapie von Heuschnupfen und Asthma, die zur Selbsthilfe genutzt werden können. Die individuell richtigen Punkte erkennt man in der Regel daran, daß sie auf Druck schmerzempfindlicher sind.

Akupressur bei Heuschnupfen

Die selbständige Akupressur wird bei Heuschnupfen zur Vorbeugung und Linderung der Symptome durchgeführt. Dazu eignen sich folgende Punkte meist gut:

- Daumen- und Zeigefingerkuppe rechts und links

auf die Nasenflügel legen und 10mal fest kreisend Druck ausüben; die Anwendung erfolgt je nach Stärke der Beschwerden 5- bis 10mal täglich.

Akupressur bei Heuschnupfen

- Anschließend die Kuppe des Zeigefingers auf die Hautpartie zwischen Nase und Oberlippe in die Mitte legen und kräftig kreisend 10–30 Sekunden lang behandeln; vorbeugend führt man das 3- bis 4mal täglich durch, bei akuten Niesanfällen in kurzen Abständen mehrmals bis zur Besserung.
- Danach beide Daumenkuppen rechts und links auf die druckempfindlichen Punkte an den Schläfen legen und kräftig kreisend 10–15 Sekunden lang behandeln, insgesamt 5mal täglich.

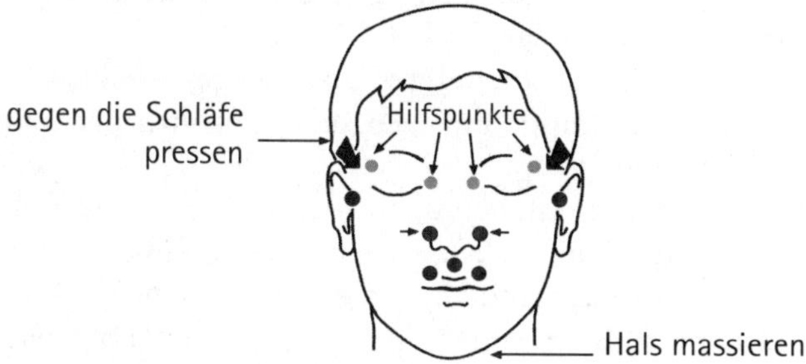

Akupressur bei Heuschnupfen

Normalerweise genügt das, um die Symptome des Heuschnupfens ausreichend zu lindern. Wenn eine stärkere Entzündung der Bindehaut besteht, legt man zusätzlich die Kuppen beider Zeigefinger zuerst auf die äußeren Enden der Augenbrauen und behandelt hier 10–30 Sekunden kreisend mit kräftigem Druck; danach legt man die Zeigefingerkuppen auf die inneren Augenwinkel und behandelt hier unter leichtem kreisendem Druck ebenfalls 10–30 Sekunden lang. Die Anwendung erfolgt 5mal täglich.

Akupressur bei Asthma

Die selbständige Akupressur wird bei Asthma vor

Behandlung bei akuten Asthmaanfällen

allem zwischen den Anfällen durchgeführt, um deren Häufigkeit und Schwere zu verringern. Ergänzend kann aber auch bei akuten Asthmaanfällen durch Akupressur behandelt werden; dazu soll der Therapeut seine Zustimmung erteilen und die individuell richtigen Punkte ermitteln (die unten genannten eignen sich bei akuten Anfällen nicht immer).

Akupressur zwischen den Anfällen

Zur Akupressur zwischen den Anfällen werden folgende Punkte beeinflußt:

- Rechts und links neben dem oberen Brustbeinende unterhalb der Schlüsselbeine die Zeigefingerkuppen auflegen und 1 Minute lang kräftig kreisen.
- Danach in mittlerer Höhe des Brustbeins eine Zeigefingerkuppe auflegen und ebenfalls kräftig kreisend 1 Minute lang behandeln.
- Zum Abschluß am unteren Ende des Brustbeins eine Zeigefingerkuppe auflegen und wie oben genannt behandeln.
- Bei Bedarf zusätzlich die beiden Punkte seitlich außen unterhalb der Kniescheiben beeinflussen. Man findet sie leicht, indem man die Handflächen auf die Knie legt, dann ruhen die Ringfingerkuppen genau auf den Punkten in den seitlichen Vertiefungen unterhalb der Kniescheiben. Behandelt wird ebenfalls 1 Minute lang mit kräftig kreisendem Druck.

2- bis 3mal täglich

Die obigen Punkte sollen täglich 2- bis 3mal behandelt werden. Im akuten Anfall wird die Akupressur dieser oder fachlich verordneter anderer Punkte in kurzen Abständen bis zur Besserung wiederholt; wenn der Patient selbst dazu nicht in der Lage ist, führt ein Helfer die Akupressur durch.

Kneippsche Wasseranwendungen

Sebastian Kneipp

Die Wasser-(Hydro-)therapie nach Pfarrer *Sebastian Kneipp* (1821–1897) gehört nicht zu den speziellen antiallergischen Heilverfahren der Naturmedizin.

Dennoch hat sie zur ergänzenden Behandlung allergischer Krankheiten durchaus ihre Berechtigung. Der Reiz, den der Temperaturunterschied zwischen Haut und Wasser ausübt, führt zu Heilreaktionen vor allem des Immun-, Nerven-, Herz-Kreislauf-Systems, Stoffwechsels und der Hormondrüsen. In erster Linie kommt es zur allgemeinen Umstimmung dieser Organsysteme und -funktionen. Sie wirkt der Neigung zu allergischen Reaktionen entgegen und verbessert die Wirksamkeit der anderen, speziell gegen Allergien gerichteten Heilverfahren.

Der Reiz führt zu Heilreaktionen

Besondere Bedeutung gewinnt die Hydrotherapie allergischer Krankheiten nach neueren Erkenntnissen auch deshalb, weil dadurch die Funktionen der Nebennierenrinde beeinflußt werden. Der Reiz des kalten Wassers wirkt als Streßfaktor und regt die körpereigene Ausschüttung von Kortikosteroiden an. Zwar erreicht man auf diese Weise keine so hohen Hormonwerte wie bei Einnahme von Kortikosteroiden als Arzneimittel, muß aber auch keine Nebenwirkungen befürchten. Grundsätzlich empfiehlt es sich daher, vor einer Behandlung mit synthetischen Kortikosteroiden zunächst zu versuchen, die körpereigene Hormonausschüttung durch Wasseranwendungen zu erhöhen. Erst wenn das nicht ausreichend hilft, kann die Verabreichung hormoneller Arzneimittel angezeigt sein.

Funktionen der Nebennierenrinde werden beeinflußt

Anregung der Kortikosteroid-produktion

Ganz überflüssig werden Medikamente mit Kortikosteroiden durch die Hydrotherapie natürlich nicht. In akuten Notfällen, etwa bei einem schweren Asthmaanfall oder dem lebensbedrohlichen allergischen Schock, kann man nicht warten, bis kaltes Wasser die Kortikosteroid-Ausschüttung aktiviert, hier muß sofort medikamentös behandelt werden. Aber bei leichteren allergischen Erkrankungen, die nicht selten voreilig durch Kortikosteroide behandelt werden, kann in der Regel abgewartet werden, bis der Reiz des kalten Wassers die natürlichen Kortikosteroide erhöht.

Über 100 verschiedene Anwendungen

Die moderne Hydrotherapie kennt über 100 verschiedene Anwendungen. Das ermöglicht eine individuell genau auf die Bedürfnisse des einzelnen Patienten abgestimmte Behandlung, die grundsätzlich fachlich verordnet werden muß. Zur Selbsthilfe in leichteren Fällen eignen sich bei Allergien nur wenige Anwendungen, die im allgemeinen gut vertragen werden. Die wichtigsten werden weiter unten beschrieben. Helfen sie nicht ausreichend oder fühlt man sich während der Behandlung unwohl, entscheidet der Therapeut über die weitere Behandlung.

Selbsthilfe in leichteren Fällen

Risikopatienten

Alte, gebrechliche, geschwächte und chronisch kränkelnde Menschen sowie Herz-Kreislauf-Patienten dürfen Wasseranwendungen erst nach fachlicher Zustimmung durchfuhren, denn sie könnten durch den Heilreiz überfordert werden.

Die Hydrotherapie erfolgt am durch Gymnastik gut erwärmten Körper in einem ausreichend warmen Raum. Wenn im Verlauf der Anwendung unerwünschte Nebenwirkungen (z. B. Schwindel, Frösteln) auftreten, wird sofort abgebrochen und bis zur Besserung im Bett geruht. Vor der nächsten Anwendung muß der Therapeut die Ursachen dieser Symptome abklären und bei Bedarf die notwendigen Vorsichtsmaßnahmen verordnen.

Bei Nebenwirkungen sofortiger Abbruch

Angenehme Erwärmung

Die Wasseranwendungen werden beendet, wenn als Zeichen der Reaktion eine angenehme Erwärmung im behandelten Körpergebiet auftritt. Diese bleibt nicht auf den Ort der Therapie begrenzt, sondern setzt sich automatisch in den übrigen Körper fort. Nach der Behandlung soll etwa ½ Stunde geruht werden; alternativ kann man einige Minuten Gymnastik treiben.

Zur umstimmenden Selbsthilfe bei allergischen Krankheiten kommen vor allem die folgenden Wasseranwendungen in Frage.

Wassertreten

Zu Hause wird diese einfache, fast immer verträgliche Anwendung in der Badewanne durchgeführt. Man füllt sie so hoch mit kaltem Wasser, daß es bis über die Mitte der Waden reicht. Dann geht man darin auf und ab, wobei mit jedem Schritt ein Fuß ganz aus dem Wasser gehoben wird. Nach etwa 2 Minuten, wenn als Reaktion angenehme Erwärmung der Füße eintritt, beendet man das mild abhärtende Wassertreten.

Es kann 1- bis 3mal täglich durchgeführt werden; abends fördert diese Anwendung auch den Schlaf.

Knieguß

Für Güsse in der Badewanne muß der Brausekopf von den Armaturen entfernt werden, denn damit erzielt man nie den geschlossenen Wassermantel auf der Haut. Er wird durch einen passenden Gummischlauch oder eine speziell für Güsse entwickelte Apparatur (Sanitätshaus) ersetzt. Den Wasserdruck stellt man so ein, daß der Strahl aus der senkrecht nach oben gehaltenen Schlauchöffnung etwa 1 Handbreit emporsprudelt.

Zur Behandlung hält man den Schlauch 5–10 cm vom Körper entfernt nach unten, damit sich auf der Haut der geschlossene Wasserfilm bildet, unter dem als Reaktion angenehme Erwärmung eintritt.

Durchführung

Der Knieguß beginnt am rechten Fußrücken, der 3mal vor und zurück mit dem Wasserstrahl bestrichen wird. Dann leitet man das Wasser außen am rechten Unterschenkel empor zur Kniekehle, wo man 10 Sekunden verweilt und dann innen am Unterschenkel zum Fuß zurückkehrt.

Danach leitet man den Wasserstrahl vom rechten inneren Fußknöchel innen neben dem Schienbein bis zur Kniescheibe und kehrt außen neben dem Schienbein zum äußeren Fußknöchel zurück.

In gleicher Weise behandelt man anschließend den linken Unterschenkel. Der Knieguß wird 1- bis 2mal täglich durchgeführt.

Schenkelguß

Für diesen Guß gilt sinngemäß, was einleitend beim Knieguß erklärt wurde. Er wirkt etwas stärker als der

Knieguß, weil man eine größere Körperpartie behandelt. Zunächst führt man den Wasserstrahl von hinten außen am rechten Fuß über die Außenseite des Beins empor bis zur rechten Hüfte; hier wartet man 10 Sekunden und kehrt dann innen am Bein zur inneren Ferse zurück.

Durchführung

Danach leitet man den Guß vom inneren Fußknöchel innen neben dem Schienbein hinauf bis zur Leistenbeuge und außen neben dem Schienbein zurück zum äußeren Fußknöchel. Das linke Bein wird in gleicher Weise begossen.

Im allgemeinen genügt es, diesen etwas anstrengenderen Guß 1mal täglich anzuwenden.

Wechseldusche

Diese Anwendung läßt sich zu Hause gut mit der Körperreinigung am Morgen verbinden. Zuerst duscht man 3 Minuten warm und wäscht dabei den Körper in gewohnter Weise. Dann stellt man abrupt für 10–20 Sekunden auf kaltes Wasser um und wechselt ebenso schnell wieder für 2–3 Minuten zum warmen Wasser.

Insgesamt kann 2- bis 3mal zwischen warm und kalt gewechselt werden; am Ende steht immer die kalte Dusche für 10–20 Sekunden.

Training des Immunsystems

Der rasche Wechsel der Temperatur trainiert das Immunsystem und die Gefäßregulation besonders gut. Deshalb eignen sich Wechselduschen sehr gut zur umstimmenden Grundbehandlung bei Allergien. Im allgemeinen werden sie gut vertragen. Die Anwendung erfolgt immer morgens, bei Bedarf zusätzlich nachmittags.

Auch andere Wasseranwendungen kommen bei Allergien in Betracht. Teilweise können sie die örtlichen allergischen Symptome direkt beeinflussen. Da sie aber stets fachlicher Verordnung vorbehalten bleiben, muß hier nicht mehr darauf eingegangen werden.

Die Atemtherapie

Heuschnupfen und mehr noch Bronchialasthma behindern die Atemfunktionen erheblich. Bei Heuschnupfen droht aber trotz verlegter Nasenatmung keine ernste Atemnot, man atmet automatisch durch den Mund. Beim Asthmaanfall dagegen kann es zur schweren Atemnot mit akuter Erstickungsgefahr kommen. Diese Gefährdung läßt sich jedoch weitgehend ausschließen, wenn man durch Atemtherapie erlernt, die Atmung auch während des Anfalls zu regulieren. Dann läßt die Atemnot nach, und es droht keine Erstickung mehr.

Bei Heuschnupfen droht keine ernste Atemnot

Eine spezielle Atemtherapie bei Heuschnupfen ist unbekannt und grundsätzlich auch nicht erforderlich. Allenfalls kann man einige einfache Atemübungen regelmäßig durchführen, um den gesamten Körper allgemein günstig zu beeinflussen. Indirekt trägt das auch mit zur Behandlung des Heuschnupfens bei.

Beim Asthma dagegen gehört die Atemtherapie zu den wichtigen Heilverfahren. Der Patient trainiert dadurch vor allem die ruhige, regelmäßige Tiefatmung in den anfallsfreien Zeiten. Nach einiger Übung wird diese Atmung so gut beherrscht, daß die Atemfunktionen auch während eines akuten Asthmaanfalls noch beeinflußt werden können.

Wichtiges Heilverfahren bei Asthma

Die Atemtherapie wirkt aber nicht allein im Bereich der Atmungsorgane, sondern indirekt auch auf die Herz-Kreislauf-Funktionen, das Nervensystem und Seelenleben. Die richtig durchgeführten Übungen bewirken also auch eine allgemeine Beruhigung und Entspannung, die Verkrampfungen der Bronchien lindert und das Seelenleben harmonisiert. Diese Wirkungen beeinflussen somit die seelisch-nervösen Faktoren, die allergische Krankheiten mit verursachen können.

Allgemeine Beruhigung und Entspannung

Von entscheidender Bedeutung bei der Atemtherapie ist stets das korrekte Training. Andernfalls bleibt nicht nur die Wirkung aus, das falsche Training könnte sogar Atemnot und akute Asthmaanfälle provozie-

Fachliche Anleitung

ren. Deshalb müssen die individuell angezeigten Übungen unbedingt unter fachlicher Anleitung erlernt werden. Erst wenn man sie gut beherrscht, führt man die Atemtherapie selbständig fort. Hier kann daher auf Übungsbeispiele verzichtet werden.

Bäder- und Klimakuren

Eine kräftige allgemeine Umstimmung von Körper, Geist und Seelenleben erzielt man oft durch Klima- und Bäderkuren. Neben den verschiedenen Kuranwendungen (wie Bewegung, Wasser, Atemtherapie) wirkt in solchen Fällen auch die Entlastung vom Alltag günstig auf das Seelenleben. Deshalb kann eine solche Kur umfassend und tiefgreifend auf alle Ursachen einer allergischen Krankheit wirken und die Symptomatik deutlich lindern.

Entlastung vom Alltag

Die Wirkung hält auch nach der Kur noch einige Zeit an und begünstigt den therapeutischen Erfolg der Heilverfahren, die zur Nachbehandlung eingesetzt werden.

Die Möglichkeit, eine Kur zu absolvieren, wird durch die Gesundheitsreform allerdings beschnitten. Während die Krankenversicherungen früher recht großzügig (nicht selten unnötige) Kuren finanzierten, werden die Anträge heute viel strenger geprüft und häufiger abgelehnt. Aber wenn der Arzt eine Kur für notwendig erachtet, sollte man sich nicht mit einer Ablehnung oder Einschränkung durch die Krankenkasse abfinden. Kuren treiben nicht die Kosten unseres Gesundheitswesens in die Höhe, auf längere Sicht können sie diese sogar reduzieren, weil nach der Kur für geraume Zeit geringere Therapiekosten anfallen.

Anträge werden heute strenger geprüft

Die Entscheidung für den richtigen Kurort, der vor allem allergenarm sein muß, trifft grundsätzlich der Therapeut. Dabei muß er sich sowohl mit der Krankenversicherung als auch mit den Vorstellungen und Erwartungen des Patienten abstimmen.

Geeigneter Kurort

Der geeignete Kurort hängt in erster Linie davon ab, an welcher Allergie man leidet. Bei Heuschnupfen und Asthma durch Pollenallergie kommen hauptsächlich Kuren im allergenarmen Klima an der Nordsee oder im Hochgebirge in Frage. Die klimatischen Verhältnisse in diesen Regionen üben gleichzeitig einen kräftig umstimmenden Reiz aus. Allerdings wird er nicht von jedem Allergiker gut vertragen. Im Einzelfall führt man die Kur besser an einem Ort mit milderem Reizklima (wie Mittelgebirge, Ostsee) durch.

Auch die verschiedenen Anwendungen, die während der Kur durchgeführt werden, bleiben fachlicher Verordnung vorbehalten.

Dauer der Kur

Der Kuraufenthalt für Allergiker soll im Durchschnitt mindestens 4 Wochen dauern, damit eine ausreichende Wirkung erzielt wird. Noch besser wären 6–8 Wochen, aber das wird heute von den Krankenversicherungen nicht immer übernommen.

Psychotherapeutische Hilfe bei Heuschnupfen

Therapie ohne psychologische Unterstützung ist unvollständig

Da Heuschnupfen, Asthma und andere Allergien oft (immer?) mit seelischen Einflüssen in Beziehung stehen, bleibt eine Therapie ohne psychologische Unterstützung unvollständig. Selbst wenn anfangs keine Anhaltspunkte für psychische Krankheitsfaktoren bestehen, kann die Belastung durch die langwierige allergische Erkrankung im Lauf der Zeit doch das Seelenleben beeinträchtigen und die Heilung behindern.

Selbsthilfe durch Meditation

Praktisch wäre es freilich unmöglich, bei jedem Heuschnupfenkranken eine fachliche Psychotherapie durchzuführen, dazu gibt es zu wenige Therapeuten bei uns. In vielen Fällen genügt die psychologische Selbsthilfe durch Entspannung und Meditation (s. S. 104). Aber wenn damit keine Besserung erreicht wird, vielleicht sogar verdrängte frühere Erfahrungen auftauchen, die allein nicht verarbeitet werden können, sollte ein Psychotherapeut zugezogen werden.

> Mediziner beachten bei allergischen Krankheiten die seelischen Komponenten viel zu selten. Deshalb kann man nicht voraussetzen, daß sie bei Bedarf von sich aus eine Psychotherapie empfehlen. Der Patient sollte seinen Arzt darauf ansprechen, damit dieser die Therapie verordnet, oder gleich einen Psychotherapeuten aufsuchen.

»Psychische Allergene« erkennen

Mediziner haben häufig nicht die richtige Ausbildung

Man kann es den Medizinern kaum verübeln, wenn sie bei Allergien die möglichen psychischen Faktoren nicht beachten. Einmal fehlt ihnen zur gründlichen Psychodiagnostik in der Regel die spezielle Ausbildung, zum andern fällt es oft sehr schwer, die »psychischen Allergene« überhaupt zu erkennen. Sie werden ja vor allem deshalb zu Ursachen körperlicher Krankheiten, weil sie unverarbeitet ins Unbewußte verdrängt wurden und deshalb nicht mehr unmittelbar zugänglich sind.

Punkte, die für eine Beteiligung des Seelenlebens an einer Krankheit sprechen

Es gibt jedoch einige Anhaltspunkte, die dafür sprechen, daß eine allergische Krankheit mit durch das Seelenleben verursacht wird. Dazu gehören in erster Linie die folgenden Besonderheiten:

- Die Krankheit spricht auf Heilverfahren, die sich normalerweise gut bewähren, nicht, ungenügend oder nur vorübergehend an. Wenn das nur für einige Heilmittel zutrifft, kann das zwar noch daraus zu erklären sein, daß diese im Einzelfall eben nicht angezeigt sind; wirken aber alle medizinischen Maßnahmen unbefriedigend, ergibt sich das meist aus einer psychosomatischen Komponente.
- Beginn und/oder Verlauf der Krankheit lassen sich mit psychischen Vorgängen in Beziehung setzen. So

kann zum Beispiel am Anfang eine seelische Belastung stehen, die zum Ausbruch der akuten Erkrankung führte, und/oder Besserungen und Verschlimmerungen im Krankheitsverlauf werden offensichtlich durch psychische Veränderungen bestimmt.

- Die Patienten befürchten oft, an einer sehr schweren Krankheit zu leiden, die nicht richtig erkannt wird, mißtrauen der Diagnose und irren oft jahrelang vergeblich von einem Therapeuten zum anderen, bis endlich der seelische Hintergrund ihrer Krankheit erkannt wird.
- Ein Teil der Betroffenen trägt die Beschwerden theatralisch übersteigert vor, was unter Umständen zur Einschätzung als »eingebildeter Kranker« führt; dies ist aber ungerecht und unzutreffend, denn subjektiv leiden die Patienten tatsächlich erheblich an ihren Symptomen.
- Außer der allergischen Krankheit bestehen häufig unklare seelisch-nervöse Beschwerden, zum Beispiel allgemeine Nervosität, Schlafstörungen, Neigung zu Ängsten und Depressionen oder soziale Probleme. Daran erkennt man, daß eine Störung des Seelenlebens vorliegt, die in Form der allergischen Krankheit überwiegend auf den Körper verlagert wurde.

Je mehr dieser Besonderheiten bei einer allergischen Krankheit zusammentreffen, desto wahrscheinlicher wird eine psychische Grundursache, die gezielt behandelt werden muß. In erster Linie soll nach den »seelischen Allergenen« geforscht werden, die wir weiter vorne (s. S. 45 ff.) ausführlich beschrieben. In Betracht kommen vor allem ungünstige Lernprozesse, unbewußter Krankheitsgewinn, Angst vor Liebesentzug, unterdrückte Aggressivität, sexuelle Probleme, bei Asthma häufig auch eine gestörte Mutter-Kind-Beziehung mit »erstickender« Überbehütung.

Forschung nach seelischen Allergenen

Viele dieser psychischen Inhalte empfindet der Patient als schmerzlich. Daher fällt es häufig schwer, sie wieder bewußt zu machen. Das Unbewußte leistet dagegen erheblichen Widerstand, der oft nur mit fachlicher Hilfe überwunden werden kann. Allerdings erfordert nicht jede Psychotherapie, daß verdrängte Erfahrungen bewußt gemacht und nachträglich verarbeitet werden. Man kann auch durch einfachere Lernprozesse eine Wirkung erzielen. Das entscheidet im Einzelfall der Therapeut.

Seelische »Desensibilisierung«

Wenn man voraussetzt, daß bei allergischen Krankheiten eine seelische Sensibilisierung besteht, die mit zur körperlichen Überreaktion beiträgt, kann man versuchen, dagegen eine psychische Desensibilisierung durchzuführen. Ihr Ziel besteht darin, das Seelenleben wieder zu harmonisieren, damit es das Immunsystem nicht mehr zu überschießenden Reaktionen veranlaßt.

Ziel der psychischen Desensibilisierung

Verschiedene Formen der Psychotherapie

Zu diesem Zweck werden verschiedene Formen der Psychotherapie angewendet. Neben der klassischen Freudschen *Tiefen-(Psycho-)analyse* eignet sich vor allem die *Verhaltenstherapie*, bei der man ungünstige Lernprozesse beseitigt. Auch *Gruppentherapie*, die nach anfänglicher Leitung durch den Therapeuten in eine Selbsthilfegruppe übergehen kann, empfiehlt sich oft. Neuerdings gewinnt auch die uralte *Hypnose* sowie die auf alltäglichen psychischen Vorgängen aufbauende *Autosuggestion* an Bedeutung. Alle diese Heilverfahren werden vom Psychotherapeuten angewendet; zur Autosuggestion leitet er lediglich an, damit der Patient sie selbständig durchführen kann.

Tiefenanalytische Behandlung

Psychoanalyse von Freud

Die Psychoanalyse als klassische Methode der tiefenanalytischen Behandlung wurde von *Sigmund Freud* eingeführt. Sie beruht auf seinen Erfahrungen mit der Hypnose, die ihn zu der Erkenntnis führten, daß es neben dem begrenzten Bereich des Bewußtseins das weite Feld des Unbewußten gibt, das uns im Wachzustand nicht direkt zugänglich ist.

Inhalte des Unbewußten

Die Inhalte des Unbewußten kommen vor allem symbolisch in Träumen, freien Assoziationen und willentlich nicht kontrollierten Verhaltensweisen zum Ausdruck. Wenn man diese im Rahmen der Analyse für den Patienten richtig deutet, werden ihm die verdrängten unbewußten Inhalte allmählich wieder bewußt. Er versteht sich selbst und seine lebensgeschichtliche Entwicklung besser und kann die verdrängten Erfahrungen nachträglich verarbeiten. Dann verlieren sie ihren störenden Einfluß auf Körper und Psyche.

Zunehmende Kritik

Die klassische Psychoanalyse gerät aber zunehmend ins Kreuzfeuer der Kritik. Abgesehen von ihrer meist jahrelangen Dauer und den unsicheren therapeutischen Effekten weiß man heute, daß Freud einige der Fälle, auf denen seine Theorien begründet sind, willkürlich so »zurechtbog«, daß sie seine Vorstellungen bestätigten. Aber trotz aller Einwände und Kritik darf man die Psychoanalyse nicht pauschal ablehnen. Sie hat nach wie vor ihre Heilanzeigen, insbesondere bei den Patienten, die von der Methode überzeugt sind (in manchen Kreisen gehört es heute fast schon zum »guten Ton«, sich einer Psychoanalyse zu unterziehen).

Nicht pauschal ablehnen

Schon früh kehrten sich einige Schüler Freuds, die ursprünglich eng mit ihm zusammenarbeiteten, von seinen Theorien und Therapien ab. Bekannt wurde zum Beispiel *Alfred Adler* (1870–1937) mit seiner *Individualpsychologie*, nach der Minderwertigkeitsgefühle als Krankheitsursachen eine wesentliche Rolle spielen. Auch *Carl Gustav Jung* (1875–1961), dessen *analytische Psychologie* von einem allen Menschen gemeinsamen kollektiven Unbewußten ausgeht, das in Märchen, Mythen und Religionen seinen Ausdruck findet, erlangte in der Tiefenpsychologie einige Bedeutung.

Alfred Adler

Carl Gustav Jung

Aber auch diese und andere Methoden der Tiefenanalyse versuchen letztlich immer, das Unbewußte zu erforschen, verdrängte Inhalte wieder bewußt zu machen und nachträglich zu verarbeiten.

Bei den meisten Allergikern nicht notwendig

Eine umfassende Psychoanalyse im obigen Sinn wird bei den meisten Allergikern nicht notwendig sein. Die lange Dauer rechtfertigt solche Therapien nur, wenn ernste seelische Störungen bestehen. Bei Asthma kann es manchmal angezeigt sein, eine gestörte Mutter-Kind-Beziehung in dieser Weise auszuarbeiten; bei Heuschnupfen ist das vielleicht erforderlich, wenn schwere sexuelle Fehlentwicklungen bestehen.

Tiefenanalytisches Gespräch

Bei der Mehrzahl der Patienten genügt aber das *tiefenanalytische Gespräch*, das vertiefte Selbsterkenntnis vermittelt und Lernprozesse in Gang setzt, die schließlich die Krankheit überwinden. Noch besser eignen sich oft Verhaltenstherapie und andere nichtanalytische Heilverfahren, bei denen keine langwierigen Lernprozesse stattfinden müssen.

Verhaltenstherapie

Diese Form der Psychotherapie steht heute in starker Konkurrenz mit der tiefenanalytischen Behandlung.

Wird wahrscheinlich am häufigsten durchgeführt

Wahrscheinlich wird sie mittlerweile sogar am häufigsten durchgeführt, weil sie relativ einfach abläuft und wesentlich schneller als die Tiefenanalyse wirkt. Kritiker behaupten zwar, die Methoden der Verhaltenstherapie seien eine »menschenunwürdige Dressur«, die sich nicht mit der freien Selbstbestimmung des Menschen vereinbaren läßt, aber das stimmt natürlich nicht.

> Die psychische Störung schränkt die Selbstbestimmung ein, nicht die Verhaltenstherapie. Deren Ziel besteht vielmehr gerade darin, die psychische Fehlentwicklung, die der freien Selbstbestimmung entgegensieht, durch einfache Lernprozesse bald wieder zu korrigieren.

Nach der Vorstellung der Verhaltenstherapie erklären sich psychische Störungen vorwiegend aus ungünstigen Lernprozessen. Diese können, wie bei den psychischen Faktoren der Allergien bereits erklärt wurde (s. S. 45 ff.), auch zu Asthma und Heuschnupfen beitragen. Die Verhaltenstherapie versucht nun, diese falschen Lernprozesse auszulöschen und neue, zweckmäßigere Verhaltensweisen einzuüben. Grundlage dafür bildet meist eine gut beherrschte *Entspannungstechnik* (wie autogenes Training), weil sie das Neu- und Umlernen erleichtert. Die einfachen Lernprozesse wirken unmittelbar und schneller als das »höhere Lernen« durch Einsicht bei den analytischen Verfahren.

Entspannungstechnik bildet die Grundlage

Es erübrigt sich, an dieser Stelle einzelne Techniken der Verhaltenstherapie genauer zu beschreiben. Sie müssen je nach Einzelfall individuell vom Therapeuten eingesetzt werden. Nicht alle Heuschnupfen- und Asthmakranken sprechen darauf ausreichend an, aber bei der Mehrzahl erzielt man gute Ergebnisse. Zum Teil verbessert man heute die Wirksamkeit noch, indem man das Neu- und Umlernen durch Hypnose (s. d.) unterstützt.

Gruppentherapie

Die Arbeit in der Gruppe stellt bereits eine Therapie dar. Oft wird sie jedoch mit anderen Psychotherapien kombiniert, zum Beispiel autogenes Training, Hypnose, Musik-, Atem-, Bewegungstherapie oder das zur Tiefenpsychologie gehörende Psychodrama, bei dem die seelischen Probleme wie in einem Theaterstück vor der Gruppe durchgespielt werden. Bei allergischen Krankheiten empfiehlt sich oft die Verbindung der Gruppenarbeit mit autogenem Training, denn auf diese Weise werden die Teilnehmer auf die spätere psychologische Selbsthilfe vorbereitet.

Kombination mit anderen Psychotherapien

Die Gruppentherapie beruht auf der Kenntnis von den psychosozialen Vorgängen, die in einer Gruppe ablaufen. Das setzt man gezielt ein, um psychische Probleme gemeinsam zu bewältigen. Hauptsächlich kommt es während der Gruppentherapie zu Lernpro-

Beruht auf der Kenntnis der psychosozialen Vorgänge

zessen mit vertiefter Selbsterkenntnis und Verarbeitung verdrängter Erfahrungen. Besonders wichtig ist darüber hinaus die soziale Geborgenheit, die in der Gruppe entsteht. Sie gibt den Teilnehmern mehr innere Sicherheit, die Lernprozesse und Selbsterkenntnis erleichtert. Nicht zuletzt bietet die Gruppe auch eine Fülle praktischer Erfahrungen beim Umgang mit der allergischen Krankheit, die konkret den Alltag erleichtern.

Soziale Geborgenheit in der Gruppe

6–12 Personen

Eine therapeutische Gruppe besteht im Durchschnitt aus 6–12 Personen, die nach Alter, sozialer Stellung und Art der Krankheit nicht zu stark voneinander abweichen sollten. Die Gruppe kann »geschlossen« arbeiten, also keine weiteren Teilnehmer mehr aufnehmen. Manche Gruppen laufen aber »offen« ab, ihre Mitglieder wechseln häufiger. Das kann die Gruppenarbeit beleben, erschwert allerdings oft die soziale Geborgenheit. Die Teilnehmer müssen anfangs einvernehmlich entscheiden, in welcher Form die Gruppe arbeiten soll.

Leitung der Gruppe

Die Leitung der Gruppe erfolgt zunächst durch den Therapeuten. Er bringt die Gruppenarbeit in Gang und lenkt sie unauffällig, greift aber nur selten direkt ein. Die Hauptarbeit leisten immer die Gruppenmitglieder selbst. Nach einiger Zeit, wenn die Teilnehmer erfolgreich zusammenarbeiten, kann sich der Therapeut zurückziehen. Die Gruppe wird dann als Selbsthilfegruppe in eigener Verantwortung der Teilnehmer fortgesetzt. Der Wert solcher Selbsthilfegruppen kann auch bei allergischen Krankheiten nicht hoch genug eingeschätzt werden. Sie bieten seelischen Halt und praktische Unterstützung, bis die Allergie endgültig überwunden ist. Zum Teil gehen die Gruppen anschließend daran, andere psychische Probleme, die in keiner Beziehung zur Allergie stehen, gemeinsam zu bewältigen.

Wert solcher Selbsthilfegruppen bei allergischen Krankheiten

Hypnose – Autosuggestion

Nach Einführung der Psychoanalyse und anderer

neuer Psychotherapien wurde die Hypnose lange vernachlässigt, galt sogar als veraltet, unseriös und kaum wirksam. Mittlerweile ging man vor allem in den USA daran, sie genauer zu erforschen. Die dabei gewonnenen neuen Erkenntnisse trugen entscheidend dazu bei, daß alte Vorurteile, falsche Vorstellungen und Befürchtungen bei Patienten und Therapeuten abgebaut werden konnten. Heute gewinnt die Hypnose allmählich wieder einen festen Platz in der Therapie körperlicher und psychischer Störungen.

Die Hypnose wurde lange vernachlässigt

Alle traditionellen Vorbehalte gegen die Hypnose, die sie in die Nähe »okkulter Praktiken« rücken, entbehren nach heutigem Wissen jeglicher Grundlage. Weder liefert sich der Patient willenlos dem Therapeuten aus noch kann er in der Trance zu Handlungen gezwungen werden, die ihm wesensfremd sind. Das Unbewußte kontrolliert alle Fremdsuggestionen und nimmt nur jene an, die im Einklang mit der Persönlichkeit stehen. Die Wirkungen der Hypnose beruhen auf einem natürlichen Vorgang, den man zum Beispiel auch beim autogenen Training nutzt – der Fähigkeit nämlich, positive Vorstellungen (Suggestionen) ins Unbewußte aufzunehmen und nach einiger Zeit unwillkürlich zu befolgen.

Neue Erkenntnisse

Manche Menschen sind in der Lage, solche Suggestionen ohne besondere Technik ins Unbewußte einzuprägen. Bei vielen ging diese natürliche Fähigkeit mangels Übung jedoch weitgehend verloren. Sie benötigen dazu eine Technik wie Hypnose, um das Unbewußte zu erreichen. Da es im Wachzustand schwer zugänglich für die Suggestionen ist, versetzt der Therapeut den Patienten bei der Hypnose in einen schlafähnlichen Zustand *(Trance)*, der zur tiefen Entspannung führt und die Aufmerksamkeit weitgehend auf die Suggestionen konzentriert. In diesem Zustand, der ähnlich auch beim autogenen Training erreicht werden kann, wird das Unbewußte aufnahmefähiger für Sug-

Das Unbewußte erreichen

Trance

gestionen, die fest eingeprägt werden und schließlich in Erfüllung gehen.

Seelisch-geistige Umstimmung

Bei allergischen Krankheiten wie Heuschnupfen und Asthma können die Suggestionen in Trance gezielt zur Linderung der Symptome eingesetzt werden. Darüber hinaus kommt es zu einer seelisch-geistigen Umstimmung, die sich gegen die psychischen Ursachen einer Allergie richtet. Hypnose unterdrückt also nicht nur Symptome, sondern wirkt tiefgreifend und umfassend auf die Selbstheilungsregulationen. Bei Bedarf kann die Hypnose mit anderen Formen der Psychotherapie kombiniert werden, vor allem Psychoanalyse und Verhaltenstherapie, deren Wirksamkeit verstärkt und beschleunigt wird.

Wirkung der Hypnose

Selbsthypnose beim Therapeuten vorbereiten

Ein Teil der Patienten kann sich selbständig in Trance versetzen und dann gezielt Autosuggestionen einprägen. Grundsätzlich empfiehlt es sich, diese Selbsthypnose durch einige Hypnosesitzungen beim Therapeuten vorzubereiten, damit man die Technik richtig erlernt und bald eine erste motivierende Wirkung verspürt. Notfalls erlernt man die Selbsthypnose nach einem Buch oder mit Hilfe einer Tonkassette.

1–2 konkrete Ziele werden in eine knappe Formel gepackt

Sobald es gut gelingt, sich selbst tief in Trance zu versetzen, kann mit der Autosuggestion begonnen werden. Sie faßt immer nur 1–2 konkrete Ziele zusammen, die in eine knappe, positive Formel »gepackt« werden. Diese Formulierung prägt man sich dann mindestens 2mal täglich in tiefer Trance ein, indem man sie etwa 30mal wiederholt. Manchmal hilft das sehr schnell, es kann aber auch Wochen bis Monate dauern, ehe die Wirkung spürbar wird. Erzwingen läßt sich das nicht, man muß geduldig warten, bis das Unbewußte die Suggestionen realisiert.

Individuelle Formulierungen

Die Vorstellungen zur Autosuggestion müssen individuell formuliert werden, damit sie keine inneren Widerstände provozieren. Wir können hier nur einige Beispiele als Formulierungshilfen anführen. Damit kann man zunächst versuchsweise trainieren, aber wenn man innerlich nicht voll mit diesen Formulierungen übereinstimmt, müssen sie variiert werden, bis sie persönlich gut gefallen. Nur unter dieser Voraussetzung helfen die positiven Vorstellungen optimal.

Autosuggestion bei Heuschnupfen

Die Vorstellung gegen Heuschnupfen soll für allgemeine Umstimmung sorgen und zusätzlich gezielt die Symptomatik beeinflussen. Dazu kann man sich zum Beispiel vorstellen:

Allgemeine Umstimmung und Beeinflussung der Symptome

Ich bin vollkommen ruhig und gelassen – Kopf frei, Stirn angenehm kühl, Nase frei und durchgängig.

Standardformel

Als Variante dieser Standardformel kommt zum Beispiel folgende Vorstellung in Frage:

Kopf angenehm frei und kühl, Augen sehen klar, Nase frei – ich fühle mich wohl und gelassen.

Variante

Besonders gut hilft oft die *Indifferenzformel* »... ganz gleichgültig«, weil man mit dieser Suggestion lernt, den Symptomen weniger Bedeutung beizumessen. Das läßt sich zum Beispiel wie folgt formulieren:

Indifferenzformel

Nase und Augen völlig gleichgültig, ich atme ruhig und tief, sehe frei und klar – immer und überall Ruhe und Gelassenheit.

Solche Formulierungen heilen den Heuschnupfen nicht, aber sie schaffen die psychischen Voraussetzungen für die Wirksamkeit anderer Heilverfahren und überbrücken die Zeit, bis diese ausreichend wirken.

Keine Heilung des Heuschnupfens

Autosuggestion bei Asthma

Grundsätzlich soll bei Asthma die individuell richtige Vorstellung gemeinsam mit dem erfahrenen Therapeuten erarbeitet werden. Nicht selten bestehen hier ja ernstere seelische Probleme, die durch falsche Autosuggestion verschlimmert werden könnten. Es gibt jedoch einige Formulierungen, auf die viele Asthmatiker gut ansprechen. Damit kann man zunächst versuchsweise arbeiten. Helfen diese Standardformeln nach einiger Zeit noch nicht und/oder provozieren sie innere Widerstände, werden sie individuell variiert.

Vorstellung mit dem Therapeuten erarbeiten

Standardformeln

Nach folgenden Beispielen kann die persönlich richtige Vorstellung gefunden werden:

Atmung ruhig, regelmäßig und völlig gleichgültig – ich gebe mich hin und lasse es atmen.

Diese Formulierung begünstigt den Übergang zum individuell richtigen Atemrhythmus. Alternativ kann man sich beispielsweise vorstellen:

Atmung immer und überall ruhig, gelassen und gleichmäßig – es atmet mich.

Diese Formulierung hebt besonders hervor, daß die Atmung nicht willentlich gesteuert werden, sondern dem individuell richtigen Rhythmus folgen soll. Schließlich kann noch die folgende Vorstellung angezeigt sein:

Ich bin stets ruhig, gelassen, mutig und frei, ruhe in mir – ich lasse es atmen, tief, ruhig und regelmäßig.

Diese Formulierung erfaßt insbesondere auch allgemeine seelisch-nervöse Einflüsse auf die Atmung.

Zwischen den Anfällen verwenden

Die Autosuggestionen werden hauptsächlich zwischen den Anfällen verwendet, um Häufigkeit und Schwere zu vermindern. Wer die Technik der Autosuggestion gut beherrscht, kann durch solche Vorstellungen aber auch den akuten Asthmaanfall deutlich lindern. Am besten kombiniert man die Autosuggestion dann mit der weiter vorne vorgestellten Atemtherapie.

Große Macht der positiven Vorstellungen

Die Macht der positiven Vorstellungen ist sehr groß, wenn man die Autosuggestion richtig durchführt. Selbst schwere allergische Krankheiten können dadurch noch gebessert oder sogar geheilt werden, weil die Selbstbeeinflussung die seelischen Krankheitsfaktoren beseitigt.

Das richtige Streßmanagement

Streß gehört zu den wichtigsten Krankheitsfaktoren

Zu den wichtigsten Krankheitsfaktoren des modernen Lebens gehört der Streß, dem wir alle mehr oder minder stark ausgesetzt sind. Grundsätzlich gilt jede körperliche oder seelisch-geistige Belastung als Streß. Das bedeutet aber nicht, daß man dadurch immer gesundheitlich gefährdet wird. Entscheidend kommt es darauf an, welche subjektive Bedeutung man dem Streß beimißt und wie man ihn verarbeitet.

> Der genau gleiche Streßfaktor kann bei einem Menschen, der darunter leidet, zu Gesundheitsschäden führen, während er einen anderen zu ungeahnten Höchstleistungen beflügelt. Die Auswirkungen von Streß hängen also maßgeblich von den individuellen Reaktionen darauf ab. Das bietet einen Ansatzpunkt zur Vermeidung von Streßschäden durch richtiges Streßmanagement.

Streß bei allergischen Krankheiten

Der subjektiv als negativ empfundene Streß spielt auch bei allergischen Krankheiten eine Rolle. Einmal erklärt sich das wahrscheinlich aus den Reaktionen der Nebennieren, die bei den Immunfunktionen mitwirken. Unter hohem Streß schütten sie vermehrt »Notstandshormone« (wie Adrenalin) aus, um den Körper in die Lage zu versetzen, den Streß bald zu überwinden. Vermutlich werden dadurch überschießende Reaktionen des Immunsystems gefördert.

Streß erhöht den Histamingehalt

Hinzu kommt die labordiagnostisch nachgewiesene Tatsache, daß Streß den Histamingehalt in Geweben, Organen und im Blut deutlich erhöht – und dieser Mediator ist mit für die allergischen Symptome verantwortlich.

Seelische Reaktionen auf Streß

Ferner darf man die seelischen Reaktionen auf Streß nicht mißachten. So ist zum Beispiel vorstellbar, daß die allergischen Symptome einen unbewußten Versuch darstellen, sich durch Krankheit vom unerträglich gewordenen Streß zu befreien. Die Allergie ist dann als eine Art »Notbremse« zu verstehen, die verhindert, daß der Streß ernstere körperliche Schäden (wie Herzinfarkt) verursacht. Das gehört im weiteren Sinn mit zum Krankheitsgewinn, den der Patient unbewußt aus der Allergie zieht.

Der richtige Umgang mit Streß, den man selbständig nach einem Buch, besser jedoch in einem Kurs unter fachlicher Anleitung erlernt, besteht aus folgenden Maßnahmen:

- Abbau aller unnötigen Streßfaktoren, die nur belasten, aber nicht zur Lösung von Problemen und Konflikten beitragen.
- Verbrauch der als Reaktion auf Streß aktivierten Energien durch körperliche Anstrengung (vor allem Sport); dadurch verhindert man, daß sich die nicht zweckmäßig zur Streßbewältigung nutzbaren Energien gegen den Körper richten.
- Indirekte Kontrolle der unwillkürlich nach einem natürlichen Programm ablaufenden Streßreaktionen durch eine geeignete Entspannungstechnik (wie autogenes Training). Damit normalisiert man die Streßreaktionen und verhütet Schäden durch Überreaktionen.

Streß verliert an schädlichem Einfluß

Wenn diese 3 Programmpunkte konsequent durchgeführt werden, verliert auch sehr hoher Streß an schädlichem Einfluß. Man lernt, richtig damit umzugehen, die aktivierten Energien sinnvoll zu verbrauchen, ehe sie zu körperlichen Schäden führen können. Ein solches Trainingsprogramm sollte jeder, der oft/dauernd unter hohem Streß steht, unter fachlicher Anleitung einüben; das hilft auch dann, wenn der Streß mit zu Allergien beiträgt.

Leben mit Heuschnupfen

Der Heuschnupfen heilt nicht von heute auf morgen. Selbst bei günstigsten Voraussetzungen muß man mit der Krankheit einige Zeit leben. Deshalb sollen einige Regeln und Vorsichtsmaßnahmen beachtet werden, die das Leben mit der Allergie erleichtern.

Grundregeln der Lebensführung

Jede Erkrankung belastet den Patienten als Ganzheit von Körper, Geist und Seelenleben. Wie man damit umgeht, entscheidet mit über den weiteren Krankheitsverlauf und die Lebensqualität. Eine bewußt gesündere Lebensweise empfiehlt sich immer, damit die Belastung durch die Krankheit besser verkraftet wird. Positive innere Einstellungen sorgen vor allem für mehr Lebensqualität, indirekt können sie aber auch den Verlauf der Erkrankung beeinflussen. Schließlich gibt es einige Regeln für Beruf und Freizeit, die gleichfalls helfen, die allergische Krankheit leichter zu bewältigen.

Gesundheitsbewußter leben

Eine gesundheitsbewußte Lebensführung schafft wichtige Voraussetzungen für die Heilung. Das gilt nicht nur bei Heuschnupfen, sondern für jede Erkrankung. Nur wenn man konsequent alle vermeidbaren zusätzlichen Belastungen durch falsche Lebensweise ausschließt, können die körperlichen und seelisch-geistigen Selbstheilungsregulationen wieder voll wirksam werden. Sie beeinflussen dann nicht nur die Allergie, sondern beugen darüber hinaus vielen anderen Krankheiten vor.

Welche Gewohnheiten geändert werden müssen, ergibt sich immer aus den Lebensumständen des einzelnen Patienten. Generell gilt, daß alle Verhaltensweisen, die der Gesundheit schaden können, konsequent verändert werden müssen. Das mag wie eine Binsenweisheit klingen, denn jeder weiß das – aber es bedarf bei vielen wohl erst der Motivation durch eine Krankheit, ehe sie sich dazu durchringen können.

Bei Allergien bietet die gesündere Lebensweise einmal den Vorteil, daß das Immunsystem nicht zusätzlich gestört und überreizt wird. Außerdem können sich die Selbstheilungsregulationen ohne Störung durch falsche Verhaltensweisen voll auf die Überwindung der allergischen Krankheit konzentrieren; sie »verzetteln« sich nicht mehr bei der Abwehr vermeidbarer Risiken.

Die beiden Grundvoraussetzungen gesundheitsbewußter Lebensweise stellten wir bei der Basistherapie allergischer Krankheiten bereits vor: Vollwertkost und ausreichend abhärtende Bewegung an der frischen Luft.

Darüber hinaus muß darauf geachtet werden, übermäßigen negativen Streß, Hektik und Reizüberflutung des Alltags so gut wie möglich abzubauen. Das heißt nun aber keinesfalls, daß eine weitgehend inaktive Lebensgestaltung angestrebt werden sollte, diese würde selbst zum negativen Streßfaktor. Wichtig für Allergiker ist der ausgewogene Wechsel zwischen Anspannung, Erholung und ausreichend Schlaf. Begünstigt wird das durch regelmäßige Entspannungsübungen zur seelisch-nervösen Harmonisierung, die auch überschießende Immunreaktionen günstig beeinflußt.

Ferner verlangt gesundheitsbewußte Lebensführung den richtigen Umgang mit Genußmitteln. Grundsätzlich sind sie vollkommen entbehrlich, aber in Maßen bewußt mit Genuß gebraucht können sie mit zur Lebensqualität beitragen. Hier muß man abwägen, ob die möglichen Risiken größer oder geringer als die verbesserte Lebensqualität erscheinen – eine Entscheidung, die jeder für sich trifft.

Gegen die meisten Genußmittel bestehen keine grundsätzlichen Bedenken. Entscheidend kommt es immer darauf an, sie nicht regelmäßig zu mißbrauchen, sondern mäßig und nicht zu häufig zu konsumieren. Unter dieser Voraussetzung bestehen zum Beispiel gegen 1 Glas Bier oder Wein, 1–2 Tassen Kaffee oder Schwarztee und etwas Gebäck oder ähnliche Süßigkeiten keine Einwände. Sie werden der Gesundheit nicht gleich schaden, wenn man sich ansonsten gesundheitsbewußt verhält. Allerdings gilt das nur dann, wenn gegen die Genußmittel keine individuelle Überempfindlichkeit besteht. Jeder regelmäßige und/oder übermäßige Gebrauch der Genußmittel hingegen gefährdet die Gesundheit dauernd, was indirekt auch die allergischen Krankheiten ungünstig beeinflussen kann. Keine tolerierbare Untergrenze gibt es beim Nikotin. Nicht nur Allergiker, auch Gesunde sollten strikt auf das Rauchen verzichten.

Diese allgemeinen Regeln zur gesünderen Lebensweise müssen bei allergischen Krankheiten oft noch durch spezielle Vorsichtsmaßnahmen ergänzt werden. Sie richten sich nach der Art der allergischen Krankheit. Die bei Heuschnupfen wichtigsten stellen wir weiter unten ausführlich vor.

Positive innere Einstellungen

Der Rat, sich mit einer langwierigen Krankheit abzufinden, sie einfach als gegeben anzunehmen, ist leichter gesagt als realisiert. Allergische Erkrankungen wie Heuschnupfen oder Asthma stellen für die Betroffenen eine erhebliche psychische Belastung und oft deutliche Einschränkung der Lebensqualität dar.

Anfangs mag man damit noch ohne stärkere psychische Reaktionen umgehen können, stets in der Hoffnung, daß die Therapie bald hilft. Aber wenn die Krankheit dann doch länger dauert, bleiben psychische Veränderungen meist nicht aus. Der eine wird vielleicht depressiv, zieht sich von der Mitwelt in die soziale Isolierung zurück, bei anderen stellen sich Hoffnungslosigkeit bis zur Verzweiflung über das »ungerechte Schicksal« oder Aggressivität ein.

Jeder reagiert auf die Erfahrung einer längeren allergischen Erkrankung in der ihm eigenen Weise. Deshalb gibt es auch keine einfachen Patentlösungen, die man den Betroffenen »verordnen« könnte. Sie müssen den individuell richtigen Weg aus der Krise ihrer Krankheit selbst finden.

Mit Sicherheit steht aber fest, daß es nichts nützt, mit dem Schicksal zu hadern oder in Resignation zu verfallen. Die Krankheit muß als Tatsache akzeptiert und dann versucht werden, in der gegebenen Situation das Beste zu erreichen.

Diese positive Grundeinstellung muß der Patient sich selbst erarbeiten. Dabei geht man am besten wie folgt vor:

- Gründliche Analyse dessen, was sich durch die Krankheit konkret im Leben verändert, welche Erwartungen, Planungen und Bedürfnisse dadurch eingeschränkt oder verhindert werden. Dabei läßt man alle Einfälle zu, ohne sie gleich kritisch zu prüfen, und schreibt sie stichwortartig auf. Wenn keine (oft sehr negative) Einfälle mehr auftauchen, legt man die Notizen für einige Tage zur Seite, ohne sich damit zu befassen.
- Dann geht man die Aufzeichnungen erneut durch und prüft jetzt bei jedem notierten Einfall kritisch, ob man tatsächlich so massiv dadurch beeinträchtigt wird, wie es in der Vorstellung erscheint. Erfahrungsgemäß erkennt man dabei häufig, daß die negativen Vorstellungen übersteigert sind. Die praktischen Folgen der Allergie erweisen sich bei genauerer Prüfung als weniger gravierend. Mit dieser Einsicht, die man sich ganz klar verdeutlichen muß, wird die Grundeinstellung schon etwas positiver, man befreit sich von einem Teil der Belastungen durch die Krankheit.
- Bei den verbleibenden Einschränkungen und Behinderungen durch die Erkrankung, die man auch nach kritischer Prüfung als schwerwiegend empfindet, stellt man sich nun die Frage, ob und wie man dafür einen Ausgleich schaffen kann. Dabei hilft das Unbewußte meist durch spontane Einfälle mit, die Auswege aus der Krise aufzeigen, die das gesamte Leben positiv verändern und bereichern können. Man findet neue Interessen, Ziele und Pläne, die wesentlich befriedigender als die bisherige Lebensplanung sein können und die man ohne den psychischen Druck der Krankheit vielleicht nie erkannt hätte. So wird die Allergie zur positiven Wende im Leben, die alle Behinderungen durch die Krankheit mehr als wettmachen kann.
- Der letzte Schritt muß dann darin bestehen, diese positive Wende im Leben auch konsequent zu realisieren. Das kann nicht abrupt erfolgen, sonst wird man durch die Veränderungen überfordert. Zuerst sucht man 1–2 besonders wichtige Absichten heraus und setzt sie in die Praxis um. Der Erfolg motiviert dann, die nächsten 1–2 Planungen in Angriff zu nehmen, bis man sich zufriedenstellend auf die Besonderheiten der Krankheit umgestellt hat. Dabei bewährt es sich meist, die weiter vorne vorgestellte Technik der positiven Autosuggestion einzusetzen.

Alle oben genannten Maßnahmen sorgen dafür, daß der Allergiker seine durch die Erkrankung veränderten Lebensumstände klar und realistisch erkennt. Auf dieser Grundlage kann er dann die Aktivitäten planen, die seinen Bedürfnissen entsprechen und der Krankheit so weit wie nötig Rechnung tragen.

Beruf und Freizeitgestaltung

Berufliche Probleme bei Heuschnupfen und mehr noch bei Asthma können sich zunächst ergeben, wenn der Patient krankheitsbedingt häufiger am Arbeitsplatz ausfällt. Das erregt nicht nur den Mißmut der Vorgesetzten und Kollegen, sondern kann unter Umständen zur Kündigung führen, wenn eine Heilung der Allergie nicht absehbar ist.

Außerdem gibt es eine Reihe *berufsspezifischer Allergene* vor allem bei Asthma, weniger bei Heuschnupfen. Typische Berufe, die Heuschnupfen begünstigen und verschlimmern, sind Floristen, Gärtner, landwirtschaftliche und Forstarbeiter, die zwangsläufig massiv mit Allergenen in Kontakt geraten. Aber auch untypische berufliche Einflüsse, z. B. unverträgliche Pflanzen im Arbeitsraum, dürfen nicht vergessen werden.

Bei Asthma gehören noch weitere Berufsgruppen zu den potentiellen Risiken, etwa Bäcker, Müller, Chemiearbeiter und Büroberufe, wenn schädliche Ausgasungen aus Computern, Schreibautomaten, Kopier-, Telefaxgeräten oder Mobiliar zu überschießenden Immunreaktionen führen. Nicht zuletzt besteht in vielen Berufen ein erhöhtes Risiko für Asthmatiker durch rauchende Kollegen.

Je nach Einzelfall kann eine Allergie als Berufskrankheit anerkannt werden. Dann bestehen verschiedene Ansprüche, wie Umschulung oder Frühpensionierung. Letztere sollte aber nur bei älteren Arbeitnehmern erwogen werden, die jüngeren Allergiker müssen wieder in das Arbeitsleben integriert werden, damit sie trotz Krankheit ihr Leben so normal wie möglich führen können.

Welche Berufe für Heuschnupfen- und Asthmakranke geeignet sind, muß im Einzelfall abgeklärt werden. Grundsätzlich gelten alle Arbeiten als bedenklich, bei denen man viel mit natürlichen Allergenen (wie Hausstaub, Pollen, Schimmelpilze) und/oder chemischen Stoffen in Kontakt gerät.

Allergiker, die am Anfang ihres Berufslebens stehen, sollten sich bei der Berufswahl unbedingt vom Arzt und dem medizinischen Dienst der Arbeitsverwaltung beraten lassen, damit sie keinen falschen Beruf ergreifen. Mancher Berufswunsch wird dabei vielleicht aufgegeben werden müssen.

Auch vor einer *Umschulung* ist eine gründliche medizinische Beratung unter Berücksichtigung der Situation am Arbeitsmarkt erforderlich. Sonst wird man am Ende in einen ebenfalls ungeeigneten oder am Arbeitsmarkt auf längere Sicht kaum noch gefragten Beruf umgeschult.

Die *Freizeit- und Urlaubsgestaltung* soll natürlich in erster Linie den persönlichen Vorstellungen, Bedürfnissen und Interessen entsprechen, nur dann erholt man sich gut. Viele Freizeitaktivitäten sind bedenkenlos möglich, weil man dabei keinem erhöhten Allergenkontakt ausgesetzt wird. Vorsicht ist bei entsprechender Überempfindlichkeit jedoch bei folgenden Freizeit- und Urlaubsgestaltungen geboten:

- *Wandern, Radfahren und Sport* im Freien während der Flugzeit der individuell unverträglichen Pollen. In dieser Zeitspanne soll der Aufenthalt im Freien eingeschränkt werden, vor allem dann, wenn feuchtwarmes in sonnig-trockenes Wetter umschlägt, weil sich dann besonders viele Pollen in der Luft befinden. Von Wiesen, Sträuchern und Bäumen hält man sich während der Blütezeit fern. Am besten begibt man sich am frühen Morgen ins Freie, dann liegt der Pollengehalt der Luft am niedrigsten.
- *Gartenarbeiten* gelten bei Heuschnupfen und Asthma als besonders riskant. Dabei setzt man sich nicht nur Pollen, sondern auch Schimmelpilzen, unverträglichen Früchten (wie Erdbeeren), faulenden Pflanzenresten, Dünge- und Spritzmitteln aus. Viele Allergiker sollten darauf besser verzichten, wenn eine entsprechende Überempfindlichkeit besteht.
- Asthmakranke *Heimwerker* gefährden sich vor allem durch Staub, Farben, Lacke, Kleber und ähnliche chemische Hilfsstoffe, deren Ausgasungen unter Umständen akute Anfälle auslösen. Atemmasken und Schutzbrillen bewahren nicht zuverlässig davor, auch schadstoffarme, mit dem blauen Umweltschutzzeichen gekennzeichnete Produkte schließen allergische Reaktionen nicht sicher aus. Wenn keine zuverlässige Abhilfe zu schaffen ist, wird man auf dieses Hobby besser verzichten.
- *Geselligkeit* in der Freizeit kann für Allergiker ebenfalls problematisch werden, insbesondere durch Pollenflug im Freien, intensive Grilldünste und unverträgliche Nahrungsmittel oder Getränke.

Diese Beispiele mögen genügen, um bei den Betroffenen das Problembewußtsein zu wecken. Welche Vorsichtsmaßnahmen im Einzelfall angezeigt sind, entscheidet der Therapeut.

Mit ihm wird auch der *Urlaub* abgestimmt. Günstig für Pollenallergiker sind Urlaubsorte im Hochgebirge und am Meer; hier befinden sich deutlich weniger Pollen in der Luft und das Reizklima wirkt gut umstimmend.

Als Urlaubstermine eignen sich Hoch- und Spätsommer sowie der Herbst, vielleicht auch Skiurlaub im Winter bei persönlicher Neigung dazu. Im Frühjahr sollten Pollenallergiker möglichst nie in Urlaub fahren.

Die Gestaltung des Urlaubs orientiert sich an den oben genannten Regeln der Freizeitgestaltung. Man wird manchen Kompromiß zwischen persönlichen Wünschen und krankheitsbedingten Einschränkungen eingehen müssen. Das läßt sich aber nicht vermeiden, denn ein durch allergische Reaktionen belasteter Urlaub erholt mit Sicherheit nicht gut.

Bitte beachten Sie auch den Pollenflugkalender S. 169 f..

Spezielle Vorsichtsmaßnahmen

Je nachdem, gegen welche Allergene eine Überempfindlichkeit besteht, sind noch einige spezielle Vorsichtsmaßnahmen zu berücksichtigen. Dabei geht es in erster Linie darum, unnötige Allergenkontakte zu vermeiden, z. B. bei Körperpflege und Bekleidung, in der Wohnung und bei Medikamenten.

Körperpflege und Kosmetik

Produkte zur Körperpflege und dekorativen Kosmetik provozieren praktisch nie Heuschnupfen und spielen auch bei Asthma nur eine untergeordnete Rolle. Dennoch sollte man dabei einige Vorsichtsmaßnahmen beachten. Wenn eine Neigung zu Allergien besteht, läßt sich ja nie ausschließen, daß man im Lauf der Zeit nicht nur an Heuschnupfen oder Asthma leidet, sondern weitere allergische Krankheiten hinzukommen. Die Körperpflegemittel und Kosmetika können vor allem Hautallergien auslösen, zum Beispiel Ausschläge und Ekzeme.

Selbst Produkte, die lange Zeit problemlos vertragen wurden, ausschließlich natürliche Bestandteile enthalten und dermatologisch getestet sind, werden unter Umständen irgendwann zu Allergenen. Das läßt sich nie vorhersehen, man erkennt das Risiko erst, wenn Symptome auftreten.

Vermindern läßt sich die Gefahr allergischer Reaktionen auf Hautpflegemittel und Kosmetika durch folgende Vorsichtsmaßnahmen:

- Die Haut nicht mit Seife, sondern mit seifenfreien *Syndets* oder vom Therapeuten verordneten medizinischen Spezialmitteln reinigen. Bei Ekzemen ist das unbedingt erforderlich, bei anderen Hautallergien und zur Vorbeugung empfehlenswert.
- Nur die unbedingt notwendigen Produkte zur Hautpflege verwenden, im allgemeinen eine *Tages-* und *Nachtcreme,* vielleicht noch ein Hautwasser zur Nachreinigung; dabei bevorzugt man Produkte auf natürlicher Basis, sofern sie gut vertragen werden.
- *Dekorative Kosmetika* (wie Lippenstift, Lidschatten) möglichst nicht ständig, sondern nur bei besonderen Anlässen verwenden, denn sie enthalten oft potentielle Allergene.
- Zur *Haarreinigung* und *-pflege* bevorzugt man ebenfalls Produkte mit natürlichen Wirkstoffen, sofern sie im Einzelfall nicht unverträglich sind. Als besonders kritisch gelten dekorative Maßnahmen (wie Dauerwellen, Färben der Haare), weil sie nicht selten allergische Reaktionen provozieren.
- Die *Zahn-Mund-Pflege* verwendet Zahnpasten und Mundwässer auf natürlicher Basis, wenn sie besser als die üblichen Produkte vertragen werden.

Mit diesen Vorsichtsmaßnahmen lassen sich allergische Reaktionen auf Körperpflegemittel und Kosmetika zwar nicht restlos ausschließen. Das Risiko wird aber deutlich verringert. Davon abgesehen fördert man auf diese Weise die Hautfunktionen oft besser als durch herkömmliche Mittel.

Die allergenarme Bekleidung

Auch die Bekleidung spielt bei Heuschnupfen praktisch keine Rolle, kann unter Umständen durch chemische Ausgasungen aber Asthmaanfälle auslösen. Wenn trotzdem auf gut verträgliche Kleidung geachtet werden muß, dann aus den gleichen Gründen wie bei Körperpflege und Kosmetik: Man vermindert auf diese Weise das Risiko, daß sich zusätzlich andere allergische Krankheiten (vor allem der Haut) entwickeln. Deshalb sollen die folgenden Ratschläge beachtet werden:

- *Unterwäsche* und *Nachtkleidung,* die direkt mit der Haut in Kontakt kommen, sollen aus nicht gebleichter, ungefärbter Baumwolle oder Na-

turseide bestehen; manche Allergiker vertragen allerdings synthetische Fasern besser.
- Auch bei der *Oberbekleidung* bevorzugt man chemisch unbehandelte Naturstoffe, z.B. Wolle, Leinen und Leder; ausnahmsweise eignen sich aber synthetische Stoffe besser. Pelze und Felle sind zu meiden, weil sie besonders häufig allergische Reaktionen auslösen.
- Ferner sollen *Schuhe, Strümpfe* und andere Bekleidungsstücke bevorzugt aus verträglichen Naturmaterialien bestehen.
- Die Kleidung muß häufiger gewechselt und gereinigt werden, damit sich darin keine Allergene ansammeln. Dabei ist auf verträgliche Wasch- und Reinigungsmittel zu achten, denn es können Rückstände in der Kleidung bleiben und allergische Reaktionen hervorrufen.

Hier gilt ebenfalls, daß solche Vorsichtsmaßnahmen das Risiko allergischer Erkrankungen deutlich vermindern, aber nicht völlig ausschließen können. Außerdem nützen sie der Gesundheit insgesamt, da man sich nicht unnötig mit chemischen Stoffen belastet.

Wohnung und Einrichtung

Die Wohn- und Arbeitsräume, in denen wir den größten Teil des Tags verbringen, gehören heute zu den wichtigen Auslösern allergischer Reaktionen.

Das erklärt sich vor allem daraus, daß als Bau-, Hilfsstoffe und zur Einrichtung zahlreiche chemische Stoffe verwendet werden, die praktisch alle zu Allergenen werden können. Oft herrscht in den Räumen ein »Gift-Cocktail«, der dazu führt, daß die Raumluft schlechter als im Freien an einer stark befahrenen Straße ist.

Verschlimmert wird dieser Zustand noch durch die gute Wärmedämmung, die zwar Heizenergie spart, aber infolge der mangelnden Belüftung zur hohen Konzentration der Schadstoffe in der Raumluft führt.

Im Rahmen dieses Buchs kann auf diese Problematik nicht näher eingegangen werden. Heuschnupfenkranke werden durch die Schadstoffe in den Räumen nicht direkt gefährdet, bei Asthmapatienten provozieren sie häufiger akute Anfälle. Darüber hinaus können andere Allergien und schwere nicht-allergische Krankheiten bis hin zum Krebs begünstigt werden. Folgende Vorsichtsmaßnahmen verringern die Risiken:

- Die Räume müssen trocken und gut zu belüften sein, damit kein Schimmel oder Hausschwamm entsteht.
- Wände und Decken sollen eine glatte Oberfläche besitzen, desgleichen die Tapeten, Decken- und Bodenbeläge, damit sich nicht unnötig Staub ablagert.
- Die Radiatoren der Heizung müssen in kurzen Abständen gründlich von Staub gereinigt werden, offene Raumheizungen können Reizstoffe abgeben und sollen vermieden werden.
- Innenjalousien, Gardinen, Stores und andere textile Gegenstände in den Räumen müssen häufiger entstaubt werden.
- Rolladenkästen, in denen sich besonders viel Staub ablagert, dichtet man so gut wie möglich gegen den Innenraum ab.
- Klimaanlagen sind nur bedingt zu empfehlen, sie können verschiedene Gesundheitsstörungen (wie häufige Erkältungen, Pilzinfektionen) begünstigen; besser eignen sich zur Befeuchtung der Luft und Reinigung von Pollen, Staub und anderen Allergenen mobile Elektro-Klimageräte.
- Die Räume müssen mehrmals täglich kurz durchlüftet werden, damit hohe Schadstoffkonzentrationen und Schimmelbildung vermieden werden; während der Pollenflugzeit lüftet man am besten nur am frühen Morgen und am späten Abend.
- Alle Einrichtungsgegenstände sollen aus chemisch unbehandelten Naturmaterialien bestehen.
- Farben, Lacke, Kleber, Holzschutzmittel und andere Hilfsstoffe müssen aus natürlichen Bestandteilen bestehen, damit die Raumluft nicht (unter Umständen jahrelang) durch chemische Ausgasungen belastet wird.
- Im Schlafzimmer, in dem man sich 7–8 Stunden aufhält, ist Vermeidung chemischer Produkte besonders wichtig. Die Ausstattung des Betts, also Matratzen, Kissen und Oberbetten, richtet sich nach der individuellen Verträglichkeit; natürliche Materialien eignen sich oft besser, zum Teil werden aber synthetische Stoffe besser vertragen. Die Bettausstattung muß in kürzeren Abständen gereinigt werden, damit sich nicht zu viele Allergene darin ansammeln.

Ob noch weitere Maßnahmen zu beachten sind, hängt von den Umständen des Einzelfalls ab. Bei erheblichen gesundheitlichen Störungen kann sich ein baubiologisches Gutachten empfehlen, um mögliche Schadstoffbelastungen genau festzustellen und zu beseitigen. Manchmal wechselt man besser die Wohnung, wenn eine Beseitigung der Schadstoffursachen nicht möglich oder unvertretbar teuer ist.

Pflanzen und Haustiere

Zimmerpflanzen und *Schnittblumen* können bei Heuschnupfen und Asthma unverträglich sein. Das gilt vor allem für blühende Pflanzen, die Pollen ausstreuen. Bei Grünpflanzen besteht diese Gefahr nicht, aber in der Blumenerde kann es immer zur Schimmelbildung kommen. Außerdem stellen verfaulte und welkende Pflanzenteile ein gewisses Risiko dar. Als Vorsichtsmaßnahmen empfehlen sich:

- Auf blühende Zimmerpflanzen und Schnittblumen ganz verzichten, weil sie am häufigsten allergische Reaktionen auslösen.
- Die *Hydrokultur* bevorzugen, weil dabei die Schimmelbildung in Blumenerde entfällt.
- Kranke, faulende und welke Pflanzenteile sofort entfernen, aber möglichst nicht vom Allergiker selbst, sondern durch einen Helfer.
- Die Pflanzenpflege anderen überlassen, zumindest aber Mund-Nasen-Schutz und Handschuhe dabei tragen.
- Keine Pflanzen im Schlafzimmer aufstellen, weil man hier besonders lang möglichen Allergenen ausgesetzt ist.

Wenn diese Vorsichtsmaßnahme nicht genügen, verzichtet man besser auf Zimmerpflanzen.

Oft genügt es aber schon, einzelne unverträgliche Pflanzen zu entfernen, wenn sie genau als Allergene ermittelt werden können.

Haustiere können durch Haare, Federn, Hautschuppen und Ausscheidungen vor allem Asthmatiker gefährden, bei Heuschnupfen kommt ihnen keine nennenswerte Bedeutung zu. Grundsätzlich sollten alle Allergiker folgende Vorsichtsmaßnahmen beim Umgang mit Tieren beachten:

- Zu engen Kontakt mit den Tieren vermeiden, insbesondere im Frühjahr und Herbst während des Fellwechsels oder während der Mauser.
- Alle Pflegemaßnahmen, wie Fütterung und Reinigung, anderen Personen überlassen, zumindest aber Mund-Nasen-Schutz und Handschuhe dabei tragen.
- Stallungen mit Nutztieren meiden, insbesondere keine Arbeiten darin ausführen.

Wenn keine ausgeprägte Tierallergie besteht, genügen diese Maßnahmen meist zum Schutz des Allergikers.

Man darf die Gefährdung durch Tiere keinesfalls überbewerten, sondern muß berücksichtigen, daß sie grundsätzlich der körperlichen und seelischen Gesundheit nützen, insbesondere bei Kindern, älteren und vereinsamten Menschen. Das wirkt sich auch günstig auf die Immunfunktionen aus. Die Trennung von einem liebgewordenen Tier wegen einer allergischen Krankheit wird nicht oft unbedingt notwendig sein, der psychische Schaden könnte schwerer als der mögliche Nutzen wiegen. Völlig unverantwortlich ist es, ohne medizinischen Grund eine Allergie vorzutäuschen, um ein »lästig« gewordenes Tier ins Heim abzuschieben, wie es leider relativ häufig vorkommt.

Wer bereits an einer Allergie leidet, aber noch kein Haustier besitzt, sollte auf die Anschaffung natürlich besser verzichten, bis die allergische Erkrankung ausgeheilt wurde.

Arzneimittel

Im Beipackzettel vieler Medikamente werden als mögliche *Nebenwirkungen* verschiedene allergische Reaktionen angegeben. Das hält nicht wenige Menschen davon ab, das Arzneimittel anzuwenden. Sie vergessen dabei, daß längst nicht jeder, der dieses Medikament verwendet, an solchen Nebenwirkungen erkrankt. Selbst wenn eine allergische Reaktion nur sehr selten beobachtet wird, muß sie heute im Beipackzettel angeführt werden.

Grundsätzlich gilt, daß Allergiker von einem höheren Risiko bei der Einnahme eines Arzneimittels ausgehen müssen und chemische Medikamente häufiger als natürliche Wirkstoffe zu allergischen Reaktionen führen.

Wenn nicht bereits bekannt ist, gegen welche Arzneistoffe eine Allergie besteht, läßt sich die Verträglichkeit eines Medikaments nie zuverlässig im voraus beurteilen. Das stellt sich erst während der Anwendung heraus. Dabei kommt es nicht selten vor, daß ein lange Zeit problemlos vertragenes Arzneimittel aus nicht erkennbaren Gründen plötzlich zum Allergen wird.

Völligen Schutz vor Arzneimittelallergien bietet nur strikter Verzicht auf jegliche medikamentöse Therapie. In der Praxis läßt sich das jedoch nicht realisieren. Zwar werden bei uns zu viele Medikamente (oft zur

Selbsthilfe) »konsumiert«, aber ernstere Krankheiten erfordern nun einmal eine solche Therapie. Es wäre zum Beispiel unverantwortlich, aus Angst vor einer möglichen allergischen Reaktion bei einer schwereren bakteriellen Infektion auf Antibiotika zu verzichten, obwohl diese recht häufig zu allergischen Symptomen führen. Das Risiko allergischer Nebenwirkungen muß in solchen Fällen als das geringere Übel in Kauf genommen werden.

Allergiker sollten aber grundsätzlich darauf verzichten, Arzneimittel ohne fachliche Verordnung zur Selbsthilfe zu verwenden. Die einfachen Gesundheitsstörungen, bei denen Selbstbehandlung möglich ist, lassen sich auch durch nicht-medikamentöse Naturheilverfahren heilen oder vergehen sogar von selbst wieder – andernfalls muß ohnehin der Therapeut aufgesucht werden. Insbesondere die häufig zur Selbsthilfe mißbrauchten Beruhigungs- und Schmerzmittel sollten nicht oder allenfalls nur kurz ohne fachliche Verordnung eingenommen werden.

Chronische Krankheiten, die eine Langzeittherapie erfordern, behandelt man möglichst durch natürliche Heilverfahren, bei denen allergische Reaktionen seltener auftreten. Die Verordnung bleibt in solchen Fällen immer dem Naturmediziner vorbehalten.

Wenn der Arzt gewechselt oder ein weiterer Therapeut (z. B. Facharzt) zugezogen wird, muß der neue Mediziner unbedingt sofort über bekannte allergische Reaktionen informiert werden. Nur dann kann er dieses Risiko bei der Behandlung berücksichtigen.

Das allergische Kind

Auch allergiekranke Kinder müssen die meisten der bisher genannten Vorsichtsmaßnahmen beachten. Allerdings erweist es sich oft als schwierig, sie davon zu überzeugen. Sie sehen die Ge- und Verbote nicht ein, wollen in ihrer Freundesgruppe nicht zu Außenseitern werden, lehnen sich vielleicht auch trotzig gegen die Regeln auf.

Meist müssen sie erst durch allergische Reaktionen schmerzlich lernen, daß die vom Therapeuten und den Eltern angeordneten Einschränkungen durchaus berechtigt sind. Diese unangenehme Erfahrung kann man dem

Kind nicht ersparen, sie motiviert am besten dazu, die Vorsichtsmaßnahmen zu beachten.

Als besonders wichtig gelten bei allergischen Kindern die folgenden vorbeugenden Verhaltensregeln:

- Nicht an Stellen mit besonders hoher Allergenkonzentration spielen, das gilt insbesondere für Wiesen, in der Nähe von Sträuchern und Bäumen sowie allgemein für Keller, Dachböden und Scheunen.
- In der Schule nicht zu nahe bei Heizkörpern, Pflanzen oder Tafeln sitzen, um unnötige Allergenkontakte zu verhindern; das bespricht man mit dem zuständigen Lehrer.
- Nicht vom Schulsport befreien lassen, wenn das nicht ausdrücklich vom Therapeuten empfohlen wird, weil das Kind sonst isoliert ist und Minderwertigkeitsgefühle entwickelt; lediglich während der Flugzeit unverträglicher Pollen kann Sport im Freien verboten sein.

Ob noch weitere Vorsichtsmaßnahmen erforderlich sind, kann nur im konkreten Einzelfall entschieden werden. Darüber berät der Therapeut, der das Kind auch – gemeinsam mit den Eltern – in verständlicher Form vom Sinn der Ge- und Verbote überzeugen sollte. Mit zunehmendem Alter des Kinds gelingt das besser, weil es allmählich den Zusammenhang zwischen seinem Verhalten und akuten allergischen Symptomen versteht.

Keinesfalls darf ein allergiekrankes Kind überbehütet und vor allem möglichen Gefahren beschützt werden. Bei Heuschnupfen und Asthma gelingt es praktisch nie, dem Kind auf Dauer Allergenkontakte zu ersparen; entsprechende Versuche schränken lediglich seine Entwicklung unnötig ein. Die Teilnahme an den Aktivitäten der gesunden Freunde, das gehört unbedingt auch bei allergischen Kindern zur Entfaltung der Persönlichkeit. Dafür müssen Risiken in Kauf genommen werden, der seelische Schaden durch Überbehütung wäre ungleich größer.

Anhang

Pollenflugkalender

Den allgegenwärtigen Pollen kann man zwar nicht entgehen, aber durch die weiter vorne beschriebenen Vorsichtsmaßnahmen wenigstens verhindern, daß man unnötig viel davon abbekommt. Das setzt einmal voraus, daß die unverträglichen Pollen im Allergietest genau ermittelt wurden. Kennt man sie, muß man nur noch die Flugzeit dieser Pollen berücksichtigen, um die notwendigen Vorsichtsmaßnahmen zu ergreifen.

Am zuverlässigsten informieren darüber die regionalen Rundfunksender. Die meisten geben heute, meist im Zusammenhang mit Nachrichten und Wettervorhersage, auch die aktuelle Pollenflugsituation an. Der folgende Pollenflugkalender (s. Seite 170) kann naturgemäß keine örtlichen Unterschiede erfassen und auch nicht die wechselnden Wetterverhältnisse berücksichtigen, die den Pollenflug oft deutlich verändern. Zur ersten groben Orientierung kann lediglich die ungefähre Flugzeit der Pollen angegeben werden, die am häufigsten zu allergischen Reaktionen führen.

Pollenflugkalender

	Januar	Februar	März	April	Mai	Juni	Juli	August	Sept.
Birke			■	■	■	■			
Buche			■	■	■	■			
Eiche				■	■	■			
Erle		■	■	■					
Esche			■	■	■				
Gerste					■	■	■		
Gräser					■	■	■	■	■
Hafer					■	■	■		
Haselnuss	■	■	■	■					
Holunder					■	■	■		
Kiefer					■	■	■	■	
Linde					■	■	■	■	
Löwenzahn				■	■	■	■	■	■
Mais						■	■	■	
Pappel			■	■	■				
Roggen					■	■	■		
Spitzwegerich					■	■	■	■	■
Ulme			■	■					
Weide		■	■	■	■				
Weizen					■	■	■		

Wichtige Adressen

Deutschland

Allergiker- und Asthmatikerbund e. V. (DAAB)
Fliethstraße 114, 41061 Mönchengladbach
www.daab.de

Arbeitsgemeinschaft Allergiekrankes Kind
Nassaustraße 32, 35745 Herborn
www.aak.de

Berufsverband Deutscher Psychologinnen und Psychologen e. V.
Oberer Lindweg 2, 53129 Bonn
www.bdp-verband.org

Bundesverband Deutscher Ärzte für Naturheilverfahren e. V.
Hainstraße 9, 96047 Bamberg

Fachverband Deutscher Heilpraktiker e. V.
Heilsbachstraße 30,53123 Bonn
www.heilpraktiker.org

Verein für Bronchialasthmatiker
Herrenwiesenstraße 50, 97980 Bad Mergentheim

Zentralverband der Ärzte für Naturheilverfahren
und Regulationsmedizin e. V.
Am Promenadenplatz 1, 72250 Freudenstadt
www.zaen.org

Deutscher Zentralverein homöopathischer Ärzte e.V (DZVhÄ)
Am Hofgarten 5, 53113 Bonn
www.dzv.de

Österreich

Gesellschaft für biologische und psychosomatische Medizin – Dr. W. Jan
Mölkerbastei 3/11, 1010 Wien

Institut für Homöopathie
Dürergasse 4, 8010 Graz max.haidvogl@kfunigraz.ac.at

Österreichische Gesellschaft für homöopathische Medizin
Mariahilferstraße 110, 1070 Wien www.homöopathie.at

Erster Österreichischer Naturheilverein
Esterhazygasse 30, 1060 Wien www.naturheilverein.at

Eine umfassende Adressenliste zum Thema Asthma finden Sie unter:
www.asthma-info.at

Schweiz

Schweizerische Ärztegesellschaft für Homöopathie SAHP
Dorfhaldenstrasse 5, 6052 Hergiswil www.sahp.ch

vitaswiss (früher: Volksgesundheit Schweiz)
Postfach, 6584 Luzern www.vitaswiss.ch

Schweizerischer Verein Homöopathischer Ärztinnen und Ärzte SVHA
Dorfhaldenstrasse 5, 6052 Hergiswil www.swiss-homeopathy.ch

Schweizerische Vereinigung gegen Tuberkulose und Lungenkrankheiten
Zentralsekretariat, Falkenplatz 9, Postfach, 3001 Bern

Lungenliga Schweiz
Südbahnhofstrasse 14 c, 3000 Bern 14 www.lung.ch

Register